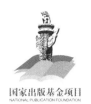

「十三五」国家重点图书出版规划项目

中医古籍名家点评丛书

总主编 ◎ 吴少祯

金·成无己 ◎ 撰

于俊生 ◎ 点评

伤寒明理论

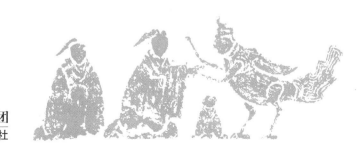

 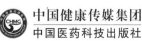
中国健康传媒集团
中国医药科技出版社

图书在版编目（CIP）数据

伤寒明理论／（金）成无己撰；于俊生点评 . —北京：中国医药科技出版社，2020. 6

（中医古籍名家点评丛书）

ISBN 978 – 7 – 5214 – 1706 – 7

Ⅰ. ①伤… Ⅱ. ①成… ②于… Ⅲ. ①《伤寒论》– 注释 Ⅳ. ①R222. 22

中国版本图书馆 CIP 数据核字（2020）第 059133 号

美术编辑 陈君杞

版式设计 南博文化

出版 **中国健康传媒集团** | 中国医药科技出版社

地址 北京市海淀区文慧园北路甲 22 号

邮编 100082

电话 发行：010 – 62227427 邮购：010 – 62236938

网址 www. cmstp. com

规格 710 × 1000mm $^1/_{16}$

印张 9 $^1/_2$

字数 106 千字

版次 2020 年 6 月第 1 版

印次 2020 年 6 月第 1 次印刷

印刷 三河市百盛印装有限公司

经销 全国各地新华书店

书号 ISBN 978 – 7 – 5214 – 1706 – 7

定价 29. 00 元

获取新书信息、投稿、为图书纠错，请扫码联系我们。

出版者的话

　　中医药是中国优秀传统文化的重要组成部分之一。中医药古籍中蕴藏着历代名家的思维智慧与实践经验。温故而知新，熟读精研中医古籍是当代中医继承、创新的基石。新中国成立以来，中医界对古籍整理工作十分重视，因此在经典、重点中医古籍的校勘注释，常用、实用中医古籍的遴选、整理等方面，成果斐然。这些工作在帮助读者精选版本、校准文字、读懂原文方面发挥了良好的作用。

　　习总书记指示，要"切实把中医药这一祖先留给我们的宝贵财富继承好、发展好、利用好"，从而对弘扬中医药学、更进一步继承利用好中医药古籍提出了更高的要求。为此我们策划组织了《中医古籍名家点评丛书》，试图在前人整理工作的基础上，通过名家点评的方式，更进一步凸显中医古代要籍的学术精华，为现代中医药的发展提供借鉴。

　　本丛书遴选历代名医名著百余种，分批出版。所收医药书多为传世、实用，且在校勘整理方面已比较成熟的中医古籍。其中包括常用经典著作、历代各科名著，以及古今临证、案头常备的中医读物。本丛书致力于将现有相关的最新研究成果集于一体，使之具备版本精良、校勘细致、内容实用、点评精深的特点。

参与点评的学者，多为对所点评古籍研究有素的专家。他们学验俱丰，或精于临床，或文献功底深厚，均熟谙该古籍所涉学术领域的整体状况，又对其书内容精要揣摩日久，多有心得。本丛书的"点评"，并非单一的内容提要、词语注释、串讲阐发，而是抓住书中的主旨精论、蕴含深义、疑惑谬误之处，予以点拨评议，或考证比勘，溯源寻流。由于点评学者各有专擅，因此点评的形式风格也或有不同。但其共同之点是有益于读者掌握、鉴识所论医籍或名家的学术精华，领会临床运用关键点，解疑破惑，举一反三，启迪后人，不断创新。

　　我们对中医药古籍点评工作还在不断探索之中，本丛书可能会有诸多不足之处，亟盼中医各科专家及广大读者给予批评指正。

中国医药科技出版社

2017年8月

余序

　　作为毕生研读整理、编纂古今中医临床文献的一员，前不久，我有幸看到张同君编审和全国诸多相关教授专家们合作编撰《中医古籍名家点评丛书》的部分样稿。感到他们在总休设计、精选医籍、订正校注，特别是名家点评等方面卓有建树，并能将这些名著和近现代相关研究成果予以提示说明，使古籍的整理探索深研，呈现了崭新的面貌。我认为这部丛书不但能让读者系统、全面地传承优秀文化，而且有利于加强对丛书所选名著学验主旨的认识。

　　在我国优秀、靓丽的文化中，岐黄医学的软实力十分强劲。特别是名著中的学术经验，是体现"医道"最关键的文字表述。

　　《礼记·中庸》说："道也者，不可须臾离也。"清代徽州名儒程瑶田说："文存则道存，道存则教存。"这部丛书在很大程度上，使医道和医教获得较为集中的"文存"。丛书的多位编集者在精选名著的基础上，着重"点评"，让读者认识到中医药学是我国优秀传统文化中的瑰宝，有利于读者在系统、全面的传承中，予以创新、发展。

　　清代名医程芝田在《医约》中曾说："百艺之中，惟医最难。"特别是在一万多种古籍中选取精品，有一定难度。但清代造诣精深的名医尤在泾在《医学读书记》中告诫读者说："盖未有不师古而有济于今者，亦未有言之无文而能行之远者。"这套丛书的"师古济今"十分昭著。中国医药科技出版社重视此编的刊行，使读者如获宝璐，今将上述感言以为序。

中国中医科学院

余瀛鳌

2017年8月

目录 | Contents

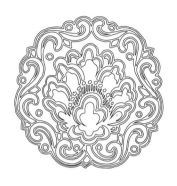

全书点评

《伤寒明理论》为我国金代医学家成无己所著，约成书于1142年。成无己在医学方面的主要贡献是对张仲景《伤寒论》进行注释和发挥，著成《注解伤寒论》10卷、《伤寒明理论》4卷（《明理论》3卷，《药方论》1卷）。为全面注解《伤寒论》的第一家，也是伤寒学派的代表人物。

一、成书背景

张仲景《伤寒论》为医门之规绳，治病之宗本，方书之祖，临床圭臬。成书之后，历经魏、晋、唐、宋，研究伤寒病者有数十家，各有著述。其中魏、晋两朝太医令王叔和整理编次《伤寒论》10卷；后经宋代校正医书局林亿等对《伤寒论》的校定与刊行，在宋代当朝就培养了一大批名医，出现了一大批研究《伤寒论》的著作，如韩祗和撰《伤寒微旨论》、庞安时著《伤寒总病论》、朱肱撰《类证活人书》等。在此阶段，由于受宋代经学学风的重大影响，伤寒研究明显表现出宋学经典辨疑思潮的学术特点。以韩祗和的《伤寒微旨论》为发端，大多数《伤寒论》研究著作脱离《伤寒论》篇章结构和原文，采用"以己意解经""议论解经"的方法，发挥仲景未尽之意，补未备之方。但至此尚无人对《伤寒论》进行全面注释，不能不为一大缺憾。正如严器之在《伤寒明理论》序中所言"虽皆互有阐明之义，然而未能尽张长沙之深意。"成无己"家世儒医，性识明敏，议论该博"（《医林列传》），对经典医籍研究颇深，精通伤寒学，钻研数十年，于1142年著成《伤寒明理论》《药方论》，其后又于金皇统四年（1144）著成《注解伤寒论》。成氏应用《内经》《难经》等有关内容为理论作为指导来阐释仲景《伤寒论》，探本求源，以穷伤寒之理，因此有"以经释论、以论证经"之评说。《注解伤寒论》《伤寒明理论》《药方论》三种伤寒书，有注解，有论证，有论方，鼎足而立，相得益彰，浑然一体，构成成氏伤寒医书三种，是我国现存最早的《伤寒论》全注本，自问世以来，一直为医学界所推崇。

二、主要学术思想

1. 从症状学入手研究《伤寒论》，揭示仲景辨治心法

《伤寒明理论》1～3卷，载症五十："始于发热，终于劳复。"采用首释病症名称，次辨类证，继而阐释病机，论述证治，最后言明预后的体例，阐明了仲景辨证心法。

成氏所论五十症，除"郑声"外，每症起首均是以"伤寒某症，何以明之"为问，继而解释症状的具体含义。如"寒热"症，为"往来寒热也。""潮热"症，是指"若潮水之潮，其来不失其时也，一日一发，指时而发者，谓之潮热。"其次对相似症做了鉴别。如短气与喘，易混而难明，成氏予以区分，谓："短气者，气短而不能相续者是矣。似喘而非喘，若有气上冲，而实非气上冲也。喘者，张口抬肩，摇身滚肚，谓之喘也；气上冲者，复里气时时上冲也。"其他如眩、运、冒、战、栗、振等，亦无不剖析入微。

是书的重点在于明理，即阐明伤寒各个症状产生的机制。成氏在辨证明理方面，一是悉遵《内经》《难经》等经典著作的学术观点。如解析"不仁"时说："《内经》曰：荣气虚则不仁。《针经》曰：卫气不行，则为不仁。经曰：荣卫不能相将，三焦无所仰，身体痹不仁。即是言之，知荣卫血气虚少，不能通行，为不仁者，明矣。"书

中兼收诸家之说，论赅义精。如据《巢氏病源》："心主血，肝藏血，肺主气，开窍于鼻，血得热则散，随气上从鼻中出，则为衄"之论，区分杂病之衄与伤寒之衄有热在表里之不同。二是在阐释病机时，不仅运用六经辨证，而且十分重视对病症阴阳寒热、虚实表里的辨别，将六经辨证与八纲辨证有机结合，丰富了《伤寒论》的辨证方法。如"烦躁"症，谓烦躁之由，"有邪气在表而烦躁者，有邪气在里而烦躁者，有因火劫而烦躁者，有阳虚而烦躁者，有阴盛而烦躁者，皆不同也"，并一一举例分析，提纲挈领，重点突出。大青龙汤证之烦躁，是邪气在表，阳郁为热所致；阳明热实，不大便，绕脐痛，烦躁，是邪气在里，热结腑实所致；太阳病，火劫令大汗出，火热入胃，烦躁者，是火劫迫津阳盛所发；干姜附子汤、茯苓四逆汤证之烦躁，是阳虚而致；吴茱萸汤证之烦躁欲死，是阴盛所发等等。诸此，可以看作是成氏对《伤寒论》辨证论治方法中"八纲辨证"的精准提炼和发挥。

成氏善于运用"知常辨异"的思维方法对《伤寒论》的证治及预后加以解析。如"无汗"症，归纳病机有四：一是伤寒在表；二是邪行于里；三是水饮内蓄；四是亡阳久虚。成氏指出：这四种无汗为病之常，知常要辨异，其异者，一如"当汗而不汗"，一再服用解表剂而不汗者，为邪气太甚，汤不能胜，必成大疾。二如"热病脉躁盛而不得汗者"，亦为热病病重，邪不外达，即"阳脉之极也"。"兹二者以无汗为真病"，病情凶险，预后不良。诸此，为后来的症状鉴别诊断学的发展，起到了良好的导源和推动作用。

成氏以类证法研究《伤寒论》的方法颇受后人推崇，如明·陶华"因观成无己《明理论》，止五十症，辨究详明，惜其未备，于是集所见所闻，比类附例，斟酌而损益之，遂成一书，名曰《明理绪论》。"该书选取了70余个症状，较《伤寒明理论》多了温病病症及《金匮要略》中的杂病，而且在选方用药上，已不限于经方范围，而是融入了时方的内容，在学术上对《伤寒明理论》有所继承和发展。

2. 制方理论宗《内经》，阐发仲景用方要旨

《伤寒论》被后世尊为"群方之祖，众方之宗。从东汉至宋代的千百年间里，虽然在宋代庞安时的《伤寒总病论》、朱肱《南阳活人书》、寇宗奭《本草衍义》、许叔微《普济本事方》等书中对仲景方有散在论述，但对其制方之理，组方之奥进行深入研究的，首推成无己的《伤寒明理论》，该书以专篇形式分析了20首仲景医方。所以，早期的方论专著之一《古今名医方论》的作者罗美认为"有方即有柄，自仲景始也；有方更有论，自成无己始也。"此誉实不为过。

在《药方论》自序中，成氏在传承"十剂""七方"之说的基础上，提出新的制方理论。谓"是以制方之体欲成七方之用者，必本于气味生成，而制方成焉。"凡分析桂枝汤、麻黄汤等常用方二十首，依据《素问·至真要大论》四气五味理论和君臣佐使制方学说，从名称取义、配伍意义、功效主治、类方鉴别、随症加减等方面进行分析和阐释。正如任应秋在《中医各家学说》所评价："人皆知其（指成无己）为注仲景方的首创，而不知其实为发挥《素问》制方学的巨匠。"

3. 遵古而不泥古，提出个人创见，丰富和发展了仲景学说的内容

如"半表半里"概念首先由成无己所提出。《药方论·小柴胡汤方》谓："伤寒，邪气在表者，必渍形以为汗。邪气在里者，必荡涤以为利。其不外不内，半表半里，既非发汗之所宜，又非吐下之所对，是当和解则可矣，小柴胡为和解表里之剂也。"这是成氏对少阳病主"半表半里"和小柴胡汤为"和解剂"的最经典的论述。此说推动了中医"和法"理论的发展，和法被列为医门八法之一，成氏具有重要贡献。再如，舌诊在《伤寒论》中论述甚简，《伤寒明理论》特列"舌上胎"一节，联系《内经》《金匮要略》有关论述，说明舌苔产生的机制，较全面地论述了舌苔的厚薄、颜色、润燥的临床辨证意义，开创了舌诊研究之先河，对后世研究舌诊具有重要的启发作用。

三、学习要点

1. 掌握本书的学术特点

"以经释论、以论证经"是成氏解读《伤寒论》最主要的学术特点。成氏引用的经典著作，除了《内经》《难经》外，还包括《金匮要略》《脉经》《针灸甲乙经》《诸病源候论》《备急千金要方》《千金翼方》《外台秘要》《圣济总录》等，运用这些经典著作来解释《伤寒论》之方证，最容易接近仲景本意。而把《伤寒论》与《内经》《难经》等理论结合起来理解，进一步融会贯通，收益会更大。

2. 注意全书的结构特点

《伤寒明理论》全书共分两部分，前三卷为例症，始于发热，终于劳复，凡五十论，采用首释症名，次类辨证，继而阐释病机，论述证治，最后言明预后的体例，阐明了仲景辨证心法。故严器之序中谓"使人读其论而知其理，识其证而别其病，胸次了然而无惑。"后一卷为药方论，列举桂枝、麻黄、大小青龙汤等常用方20首，依据《素问·至真要大论》四气五味理论和君臣佐使制方学说，从名称取义、配伍意义、功效主治、类方鉴别、随症加减等方面进行分析和阐释。

3. 了解本书的写作特点

成无己对《伤寒论》的全面注解，除了《伤寒明理论》3卷，《药方论》1卷外，还有《注解伤寒论》10卷。三种伤寒书，有注解，有论证，有论方，鼎足而立，相得益彰，浑然一体，构成成氏伤寒医书三种。其中，《注解伤寒论》是其代表作。所以，在学习《伤寒明理论》时，应结合《注解伤寒论》互相参读，有助于领会和把握其真谛。

4. 了解本书的版本

本书点评以明代吴勉学校刻本为蓝本。

在学习过程中，对书中某些论述需要进行具体的分析和独立思考。由于受历史条件限制，有些解释存在着一定的片面性和欠妥之处，需要正确判断。如《药方论·大青龙汤方》谓："青龙，东方甲乙木神也，应春而主肝，专发主之令。为敷荣之主，万物出甲开甲，则有两歧，肝有两叶，以应木叶。所谓谓之青龙者，以发散荣卫两伤之邪，是应肝木之体耳。"将肝之两叶与物之孚甲两歧牵和，从而推出大青龙汤发散荣卫两伤之邪的主治，显系穿凿附会。

于俊生

2019 年 2 月

伤寒明理论序

　　余尝思历代明医，回骸起死，祛邪愈疾，非曰生而知之，必也祖述前圣之经，才高识妙，探微索隐，研究义理，得其旨趣，故无施而不可。且百病之急，无急于伤寒，或死或愈，止于六七日之间，十日以上。故汉·张长沙感往昔之沦丧，伤横夭之莫救，撰为《伤寒论》一十卷，三百九十七法，一百一十三方，为医门之规绳，治病之宗本。然自汉逮今，千有余年，唯王叔和得其旨趣，后人皆不得其门而入。是以其间少于注释，阙于讲义。自宋以来，名医间有著述者，如庞安常作《卒病论》①，朱肱作《活人书》②，韩祇和作《微旨》③，王寔作《证治》，虽皆互有阐明之义，然而未能尽张长沙之深意。聊摄成公，家世儒医，性识明敏，记问该④博，撰述伤寒，义皆前人未经道者。指在定体分形析证，若同而异者明之，似是而非者辩之。释战栗有内外之诊，论烦躁有阴阳之别，谵语郑声，令虚实之灼知；四逆与

---

　　① 《卒病论》：应为《伤寒总病论》，系宋·庞安时（字安常）撰。约初刊于宋元符三年（1100）。

　　② 《活人书》：全称为《伤寒类证活人书》，简称《类证活人书》。系宋·朱肱撰。成书于宋大观元年（1107）。

　　③ 《微旨》：即《伤寒微旨论》，又名《伤寒微旨》，系宋·韩祇和撰。约成书于宋元祐元年（1086）。

　　④ 该：通赅。

厥，使浅深之类明。始于发热，终于劳复，凡五十篇，目之曰《明理论》，所谓真得长沙公之旨趣也。使习医之流，读其论而知其理，识其证而别其病，胸次了然而无惑，顾不博哉？余家医业五十载，究旨穷经，自幼迄老，凡古今医书，无不涉猎，观此书义理灿然，不能默默，因序其略。

岁在壬戌八月望日锦帏山严器之序

【点评】这是严器之为《伤寒明理论》写的序言，并对该书的主要内容作了高度概括。认为成无己著《伤寒明理论》，撰述伤寒，义皆发前人之未发。全书从发热始，终于劳复，对50个重要病症，采用首释病症名称，次辨类证，继而阐释病机，论述证治，最后言明预后的体例，阐明了仲景辨证心法。正如严氏所指出："指在定体分形析证，若同而异者明之，似是而非者辨之……使人读其论而知其理，识其证而别其病，胸次了然而无惑。"

发热第一

伤寒发热，何以明之？发热者，谓怫怫然发于皮肤之间，熇熇然①散而成热者是也。与潮热、寒热若同而异，与烦躁相类而非。烦躁者，在内者也。潮热之热，有时而热，不失其时；寒热之热，寒已而热，相继而发。至于发热，则无时而发也。有谓翕翕发热者，有谓蒸蒸发热者，此则轻重不同，表里之区别尔。所谓翕翕发热者，谓若合羽所覆，明其热在外也，故与桂枝汤发汗以散之。所谓蒸蒸发热者，谓若熏蒸之蒸，明其热在内也，故与调胃承气汤攻下以涤之。其发热属表者，即风寒客于皮肤，阳气怫郁所致也。其发热属里者，即阳气下陷，入阴中所致也。观其热所从来，而汗下之证，明其辨焉。若热先自皮肤而发者，知邪气之在外也。若热先自里生而发达于表者，知邪气之在里也。举斯二者，为邪气在表在里而发热也。惟其在表、在里俱有发热，故邪在半表半里者，亦有发热之证，何者？以表证未罢，邪气传里，里未作实，是为半表半里。其发热者，或始自皮肤而渐传里热，或始自内热而外达于表。盖邪气在表发热者，则表热里不热也。邪气在里发热者，则里热甚而达于表也。其在半表半里发热者，则表里俱发热，而但热又轻于纯在表者也。经虽云：发热恶寒

---

① 熇熇然：火热炽盛貌。

者，发于阳也；无热恶寒者，发于阴也。然少阴病始得之，亦有反发热者，盖亦属其表也，特与麻黄细辛附子汤发汗者是已①。发热为阳，寒之常也。一或阴阳俱虚，与其下利、新汗后，又皆恶其发热也。经云：脉阴阳俱虚，热不止者，死。下利发热亦死。《内经》云：汗出，辄复热，而脉躁疾，不为汗衰，狂言，不能食，此名阴阳交。交者，死也。斯亦发热也，讵可与寻常发热一概而论耶？医者更当明辨之。

【点评】指出伤寒发热与潮热、寒热等相似症在表现上的不同。并从翕翕发热、蒸蒸发热的不同表现特点，来辨别其表里属性，此是运用汗、下两法的重要辨证依据。翕翕发热者，热在表，与桂枝汤发汗以散之；蒸蒸发热者，热在里，与调胃承气汤攻下以涤之。对"少阴病始得之，反发热"阐释为"亦属其表也"，为后世倡导"六经皆有表证"具有启示意义。

根据发热可以判断预后。如"阴阳俱虚，与其下利、新汗后"最忌发热。《素问·评热病论》之"阴阳交"为温热病中一种邪盛正衰的危重症，发热亦预后不良。明辨此类发热与"寻常发热"之不同，最为重要。

恶寒第二

伤寒恶寒，何以明之？恶寒者，风寒客于荣卫之中也。惟其风寒客于荣卫，则洒淅然恶寒也。惟其荣卫之受风寒，则啬啬然②不欲舒也。其恶寒者，非寒热之寒也，又非恶风也。且恶风者，见风至则恶

---

① 已：通"矣"。
② 啬啬然：怕冷而形体畏缩。

矣，得以居密室之内，帏帐之中，则坦然自舒也。至于恶寒者，则不待风而寒，虽身大热而不欲去衣者是也。寒热之热，谓寒热更作，热至则寒无矣。其恶寒虽发热而不欲去衣也，甚则至于向火被覆，而犹不能遏其寒也。所以然者，由阴气上入阳中，或阳微，或风虚相搏之所致也。恶寒一切属表，虽里证悉具，而微恶寒者，亦是表未解也，犹当先解其外。俟不恶寒，为外解，乃可攻里也。经曰：发热而恶寒者，发于阳也；无热而恶寒者，发于阴也。谓如伤寒，或已发热，或未发热，必恶寒者，谓继之以发热，此则发于阳也。若恶寒而蜷，脉沉细而紧者，此则发于阴也。在阳者可发汗，在阴者可温里。恶寒虽悉属表，而在表者亦有虚实之别。若汗出而恶寒者，则为表虚。无汗而恶寒者，则为表实。表虚可解肌，表实可发汗。又有止称背恶寒者。背者，胸中之府，诸阳受气于胸中，而转行于背。《内经》曰：人身之阴阳者，背为阳，腹为阴。阳气不足，阴寒气盛，则背为之恶寒。若风寒在表而恶寒者，则一身尽寒矣。但背恶寒者，阴寒气盛可知也。经所谓：少阴病，一二日，口中和，而背恶寒者，当灸之，处以附子汤者是矣。又或乘阴气不足，阳气内陷入阴中，表阳新虚，有背微恶寒者，经所谓：伤寒无大热，口燥渴，心烦，背微恶寒者，白虎加人参汤主之者是也。二者一为阴寒气盛，一为阳气内陷，又何以明之也？且阴寒气盛于内，为未耗津液，故于少阴病，则曰口中和；阳气内陷入阴，故烁津液为干，故于太阳病，则口燥舌干而渴也。二者均是背恶寒，要辨阴阳寒热不同者，亦于口中润燥可知。

【点评】指出"风寒客于荣卫"是伤寒恶寒发作之病机关键。对于恶寒的辨证论治，成氏从三个方面加以分析：一是从阴阳两纲来统摄。《伤寒论》第7条谓"病有发热恶寒者，发于阳也，无热恶寒者，发于阴也。"成氏释"谓如伤寒，或已发热，或未发热，必恶寒者，谓继之以发热，此则发于阳也。若恶寒而蜷，脉沉细而紧者，此则发于阴也。在阳者可发汗，在阴者可温里。"至于"背恶寒"症，一见于附子汤证，一见于白虎加人参汤证；二者一为阴寒气盛，一为阳气内陷，其阴阳寒热迥异。二是强调"恶寒一切属表"，在表当解其外。三是认为恶寒在表者有虚实之别。汗出而恶寒者为表虚，无汗而恶寒者为表实；表虚可解肌，表实可发汗。

恶风第三

伤寒恶风，何以明之？《黄帝针经》①曰：卫气者，所以温分肉，充皮肤，肥腠理，司开阖者也。风邪中于卫也，则必恶风，何者？以风则伤卫，寒则伤荣。为风邪所中，于分肉不温而热矣，皮毛不充而缓矣，腠理失其肥，则疏而不密；开阖失其司，则泄而不固，是以恶风也。是恶风恶寒二者，均为表证。其恶风则比之恶寒而轻也。恶寒者，啬啬然增寒也，虽不当风，而自然寒矣。恶风者，谓常居密室之中，帏帐之内，则疏缓而无所畏也，一或用扇，一或当风，淅淅然而恶者，此为恶风者也。恶寒则有属于阳者，有属于阴者；及其恶风则悉属于阳，非若恶寒之有阴阳也。三阴之证，并无恶风者，以此也。恶风虽悉在表，而发散又自不同。若无汗而恶风者，则为伤寒，当发其汗。若汗出而恶风者，则为中风，当解其肌。里证虽具，而恶风未罢者，当宜先解其外也。又有发汗多亡阳，与其风湿皆有恶风之证。盖以发汗多，漏不止，则亡阳；外不固，是以恶风也。必以桂枝加附子汤温其经而固其卫。风湿相搏，骨节疼烦，湿胜自汗而皮腠不密，是以恶风也，必以甘草附子汤散其湿而实其卫。由是观之，恶风属乎卫者可知矣。

---

① 《黄帝针经》：即《灵枢经》。

【点评】成氏首提"风则伤卫，寒则伤荣"学说，基于《灵枢经》"卫气者，所以温分肉，充皮肤，肥腠理，司开阖"之理论，认为恶风为风邪中于卫所致。恶风为病在表，治当以发散，若无汗而恶风者则为伤寒，当发其汗；若汗出而恶风者则为中风，当解其肌。此外，风湿症和发汗亡阳皆可见恶风之证，前者是因于风湿相搏，湿盛自汗而皮腠不密，治以甘草附子汤散其湿而实其卫；后者是由于汗多亡阳而外不固，治以桂枝加附子汤温其经而固其卫。由此可见，成氏"恶风属乎卫者"之结论颇为精辟。

恶风与恶寒在《伤寒论》中是作为重要诊断指征来辨证施治的，均是自觉症状，其特点是皆为怕冷，多为表证的反应，此乃共性。然而二者又有区别，成氏从各自的表现特征、阴阳之所属等方面予以辨析对比，这是进行精准认证所必须要关注的。

寒热第四

伤寒寒热，何以明之？寒热者，谓往来寒热也。经曰：邪正分争，往来寒热者，言邪气之入也，而正气不为之争，则但热而无寒也。乃有热而寒者，谓其正气与邪气分争，于是寒热作矣。争则气郁不发于外，而寒热争焉；争甚则愤然而热，故寒已而热作焉。兹乃寒热之理也。或谓寒热者，阴阳争胜也。阳胜则热，阴胜则寒，此阴阳之争也，何则？盖以寒为阴而热为阳，里为阴而表为阳。邪之客于表者为寒，邪与阳相争，则为寒矣。邪之入于里者为热，邪与阴相争，则为热矣。其邪半在表半在里，外与阳争而为寒，内与阴争而为热矣。表里之不拘，内外之不定，或出或入，由是而寒热且往且来也。是以往来寒热，属半表半里之证，邪居表多则多寒，邪居里多则多热，邪气半在表半在里，则寒热亦半矣。审其寒热多少，见其邪气浅深矣。小柴胡汤，专主往来寒热，而又立成诸加减法。亦为邪气在半表半里，未有定处，往来不常。又寒热如疟，与夫发热恶寒，皆似而非也。然寒热如疟者，作止有时者也。及往来寒热，则作止无时，或往或来，日有至于三五发者，甚者十数发，与其疟状有以异也。至于发热恶寒者，为发热时恶寒并不见，恶寒时热不见也，不若此热已而寒，寒已而热者。虽然，应往来寒热，属半表半里，当和解之。又有病至十余日而结热在里，复往来寒热者，亦可与大柴胡汤下之，不可不知也。

【点评】寒热，是"往来寒热"之简称。往来寒热为"邪在半表半里"之典型症状之一，亦是少阳病之主要热型。《伤寒论》第97条谓："血弱气尽，腠理开，邪气因入，与正气相搏，结于胁下。正邪分争，往来寒热……小柴胡汤主之。"成氏深领原文要旨，不但强调寒热往来发生的机制关键在于"邪正分争"，而且又从阴阳角度分析："或为寒热者，阴阳争胜也。""寒为阴而热为阳，里为阴而表为阳。"邪居于表则恶寒，邪入于里则发热，邪居半表半里之少阳，则"表里之不拘，内外之不定，或出或入，由是寒热且往且来也。"深刻地揭示了"往来寒热"产生的原因。

在《伤寒论》中，少阳病共有三条原文见到"往来寒热"之症。此外，大柴胡汤证、柴胡干姜汤证以及热入血室证等，亦见有"往来寒热"，因均与少阳枢机不利相关，故治疗皆用柴胡剂和解枢机，使邪从外解。正如成氏所指出："小柴胡汤，专主往来寒热，而又立成诸加减法，亦为邪气在半表半里，未有定处，往来不常。"

类证鉴别："往来寒热"与"恶寒发热""寒热如疟"似是而非，应加以鉴别。

潮热第五

伤寒潮热，何以明之？若潮水之潮，其来不失其时也，一日一发，指时而发者，谓之潮热。若日三五发者，即是发热，非潮热也。潮热属阳明，必于日晡时发者，乃为潮热。阳明者胃，属土，应时则王于四季，应日则王于未申。经曰：阳明居中，土也，万物所归，无所复传。盖邪气入胃，谓之入腑。腑之为言聚也，若府库之府焉。邪气入于胃，而不复传。邪气郁而为实热，随王而潮，是以日晡所①发潮热者，属阳明也。惟其属阳明，故潮热为可下之证。经曰：潮热者实也。又曰：潮热者，此外欲解也，可攻其里焉。又曰：其热不潮，未可与承气汤。即此观之，潮热属于胃者，昭然可见焉。虽然，潮热为里实可下之证，一或脉浮而紧，与其潮热而利，或小便难，大便溏者，皆热未全入腑，犹带表邪，当和解其外。外解已而小便利，大便硬者，乃可攻之。或谓潮热有属太阳少阳者乎？少阳王于寅卯，太阳王于巳午，若热于此时发者，为邪未入胃，岂得谓之潮热？必待日晡所发者，乃谓之潮热，见其邪在胃也。遇疾值病，详而验之，始见得真也。

【点评】潮热的特点是发热若潮水之潮，定时发作，"一日一发"。值得注意的是，成氏在阐释《伤寒论》"潮热"有关原文的基础上，特别强调潮热发生的时间为"日晡所发"，在辨证论治上的重要意义是："潮热属阳明"，"必待日晡所发者，乃谓之潮热，见其邪在胃也"；"惟其属阳明，故潮热为可下之证"。可以说，这是对《伤寒论》潮热症认识的高度概括。

---

① 日晡所：指下午3～5时左右。"日晡"，是古代一个常用的时间概念，晡，申时，即下午3～5时。所，不定之词，表约数。

后世医家对"潮热专属阳明"之说也有不同认识，如秦之桢《伤寒大白·潮热》将潮热分为"外感潮热，杂证潮热。"外感潮热属阳明者，宜川连枳壳汤、干葛解肌汤、葛根白虎汤、三乙承气汤等治之；属少阳者，宜柴胡防风汤、小柴胡汤、大柴胡汤等治之；属太阳者，宜羌活冲和汤等治之。杂证潮热分虚实，当随证治之。在杂证，清·唐容川《血证论》载有"瘀血在腑，则血室主之，症见日晡潮热，昼日明了，暮则谵语。"民国时期的张锡纯在《医学衷中参西录》中还详细论述了多由阴分慢性虚损而成的真阴亏虚证，表现为长期日晡潮热，但多伴有心中烦热，身体羸瘦，脉细数无力等。所有这些观点，都可看作是对《伤寒论》及成氏观点的补充和发挥。

自汗第六

伤寒自汗，何以明之？自汗者，谓不因发散而自然汗出者是也。《内经》曰：阳气卫外而为固也。卫为阳，言卫护皮肤，肥实腠理，禁固津液，不得妄泄。汗者干之而出，邪气干于卫气，气不能卫固于外，则皮肤为之缓，腠理为之疏，由是而津液妄泄，濈濈然①润，漐漐然出，谓之自汗也。如发热自汗出而不愈，此卫气不和，风邪干于卫也。太阳中暍，汗出恶寒，身热而渴者，暑邪干于卫也。多汗出而濡，此其风湿甚者，湿邪干于卫者也。是知卫气固护津液，不令妄泄，必为邪气干之而出也。风寒暑湿之毒，为四时之气，中人则为伤寒。暑暍风湿之邪，皆令自汗。惟寒邪伤人，独不汗出。寒伤荣而不伤卫，卫无邪气所干，则皮腠得以密，津液得以固，是以汗不出也。及其寒渐入里，传而为热，则亦使自汗出也。盖热则荣卫通，腠理开

---

① 濈（jí 及）濈然：聚集貌。此谓连绵不绝貌。

而汗泄矣。然自汗之证，又有表里之别焉，虚实之异焉。若汗出恶风，及微恶寒者，皆表未解也，必待发散而后愈。至于漏不止而恶风，及发汗后恶寒者，又皆表之虚也，必待温经而后愈。诸如此，皆邪气在表也。若汗出不恶寒者，此为表解而里未和也。经曰：阳明发热汗出，此为热越。又曰：阳明病，发热汗多者，急下之，又非若邪气在表而汗出之可缓也。伤寒自汗之证为常也，设或汗出发润，与其出之如油，或大如贯珠着身，出而不流，皆为不治之证。必手足俱周，遍身悉润，漐漐然一时许，烦热已而身凉和，乃为佳矣。此则阴阳气和，水升火降，荣卫通流，邪气出而解者也。《内经》曰：阳之汗，以天地之雨名之，此之谓也。

【点评】指出自汗出的病机关键在于"邪气干于卫气"，卫气不能固护于外，腠理疏而津液妄泄。对于外感自汗的因机证治，成氏从两个层面加以分析：一是指出风与暑湿之邪干卫，皆令自汗，但其汗出特点不同。太阳中风，是风邪干卫，则发热自汗而不愈；太阳中暍，是暑邪干卫，则汗出恶寒身热而渴；风湿甚者，是湿邪干卫，多汗出而濡。同时认为惟寒邪伤人，独不汗出，若寒邪入里化热亦使自汗。二是指出自汗有表里之别与虚实之异。在表者，若汗出恶风及微恶寒者，表邪未解属表实，待发散汗解而后愈；若阳虚漏汗不止而恶风，为表虚，需温经以止汗。在里者，阳明里热外蒸，则为发热，属里实，需用清、下之法。总之，临床上宜辨别表里虚实，权衡治之。成氏进一步从自汗症之常变加以辨析，观其汗出，知其顺逆，还可以判断疾病的预后。

成氏"寒邪伤人，独不汗出"，是由于"寒伤荣而不伤卫"之说，值得商榷。因为营卫互相联系，不可分割，营行脉中，卫行脉外。《素问·皮部》云："是故百病之始生也，必先中于皮毛。"所以，外邪侵袭，无论是风是寒，既然必先中于皮毛，也就必然先伤卫。至于自汗与无汗，是由于邪气干于卫气，卫气"司开合"的作用失灵所致。李克绍教授在《伤寒解惑论》中对于风、寒、荣、卫的关系阐释得清晰明了，说"如果卫气伤了，调节的作用失灵，不是开而不合，就是合而不开。开而不合就自汗脉浮缓，就卫强而荣弱；合而不开就无汗脉浮紧，就卫强而荣不弱。自汗为风性疏泄，无汗为寒性凝敛，这就是中风、伤寒命名的由来。"

盗汗第七

伤寒盗汗，何以明之？盗汗者，谓睡而汗出者也。自汗则不或睡与不睡，自然而出也。及盗汗者，不睡则不能汗出，方其睡也，漐漐①然出焉，觉则止而不复出矣。杂病盗汗者，责其阳虚也。伤寒盗汗者，非若杂病之虚，是由邪气在半表半里使然也。何者？若邪气一切在表干于卫，则自然汗出也。此则邪气侵行于里，外连于表邪，及睡则卫气行于里，乘表中阳气不致，津液得泄，故但睡而汗出，觉则气散于表，而汗止矣。经曰：微盗汗出，反恶寒者，表未解也。又阳明病，当作里实，而脉浮者，云必盗汗，是犹有表邪故也。又三阳合病，目合自汗。是知盗汗为邪气在半表半里之间明矣。且自汗有为之虚者，有为之实者。其于盗汗之证，非若自汗有实者，悉当和表而已，不可不知也。

【点评】盗汗，是睡而汗出，醒来即止。首先，成氏指出盗汗分为杂病盗汗和伤寒盗汗。杂病盗汗，责之阳虚；伤寒盗汗，则

---

① 漐漐：原作"湊湊"，据文义改。漐漐，汗出貌。《灵枢·决气》曰："腠理发泄，汗出漐漐。"

是由于邪气在半表半里所致。在《伤寒论》中言盗汗者有三条：一曰："太阳病，脉浮而动数……头痛，发热，微盗汗出，而反恶寒者，表未解也。"（134 条）其中"微盗汗出"，反映阳热之邪较盛，且有入里的趋势。二曰："阳明病，脉浮而紧者，必潮热，发作有时；但浮者，必盗汗出。"（201 条）其中"但浮者，必盗汗出"，反映在阳明病的基础上，犹有"表热者盗汗"。三曰："三阳合病，脉浮大，上关上，但欲眠睡，目合则汗。"（268 条）反映了三阳俱病，重在少阳。以上三条所言盗汗，均在三阳经，且为邪侵表里之间或表里同病，故成氏均认为是邪属半表半里。究其盗汗之机制，正所谓"此则邪气侵行于里，外连于表邪，及睡则卫气行于里，乘表中阳气不致，津液得泄，故但睡而汗出，觉则气散于表，而汗止矣。"

对其治疗，成氏指出"悉当和表而已"，言"和表"而不言"和解"，值得玩味。虽未示方，当以小柴胡汤加减治之。"伤寒盗汗，为邪气在半表半里使然""悉当和表而已"这一观点对后世研究伤寒产生很大影响。著名医家刘纯在《伤寒治例》中言伤寒盗汗"出而微恶寒，小柴胡加桂汤"，同时用白术、白芷、藁本、川芎各一两，米粉一两半为末，周身扑之。此实乃对成说之发挥。秦之桢《伤寒大白·盗汗》在秉承成氏"外感盗汗，是邪热在半表半里之间，故用小柴胡汤"之说的基础上，又进一步提出"三阳三阴，皆有盗汗"；"三阳盗汗，皆邪热未尽；三阴盗汗，皆热伏血分。"同时指出"合目则汗，胆经火旺"，故用清胆汤（柴胡、黄芩、竹茹、厚朴、广皮、甘草），清胆汤亦属小柴胡汤之变剂。诸此更加丰富了盗汗证治的内涵。验之临床，伤寒大家刘渡舟教授曾治一16 岁女孩，证见盗汗、口苦、大便干燥、心下懑满、烦躁、月经后期等证，诊为肝胆气火交郁，经用大柴胡汤加丹皮治之而愈。（《伤寒论诠解》）说明盗汗一证确有因少阳火郁者，当首选柴胡剂以和解少阳，发散郁火。

对于成氏言杂病盗汗"责其阳虚"应辩证看待，从临床实际看，盗汗属阳虚者有之，但阴虚内热者为多，故后世医家亦有"盗汗属阴虚"之论。

头汗第八

伤寒头汗，何以明之？头者诸阳之会也，邪搏诸阳，津液上凑，则汗见于头也。邪热内蓄，蒸发腠理，遍身汗出者，谓之热越。若身无汗，则热不得越，热蒸于阳，故但头汗出也。何者？以三阴之经，皆上至颈胸中而还，不循于头，独诸阳脉上循于头尔。经曰：但头汗出，身无汗，齐颈而还，小便不利，渴饮水浆，此为瘀热在里，身必发黄，为热不得越而上达者也。又热入血室，与其虚烦，或阳明被火，及水结胸，皆但头汗出也，俱是热郁于内，而不得越者也。此数者，或吐或下，皆欲除其热也。或谓头汗之证，悉属阳明，而为里热也。而有不属阳明，属表者乎？且邪但在表者，则无头汗之证，必也寒湿相搏，与邪气半在表半在里者，乃有头汗也。伤寒五六日，已发汗而复下之，胸胁满微结，小便不利，渴而不呕，但头汗出，往来寒热，心烦。及伤寒五六日，头汗出，微恶寒，手足冷，心下满，口不欲食，大便硬，脉细者，皆邪气半在表半在里，令头汗出也。湿家但头汗出，欲得被覆向火者，寒湿相搏，令头汗出也。兹数者，皆邪气所干，令头额自然汗出，又不谓之逆。其小便不利，则恶见头汗出也。湿家下后，亦恶见头汗出也。兹二者，乃为头汗之逆者也，何则？以小便不利而成关格，若头汗出，阳脱也。经云：关格不通，不得尿，头无汗者生，有汗者死。湿家下后，若额上汗出，而微喘者，亦阳脱也。经云：湿家下之，额上汗出，小便不利者死，下利不止者亦死。《脉经》曰：阳气上出，汗见于头者，盖阳脱也。则知可治而治，知其不可治而不治，皆得十全之上者，在于明辨而审也。

【点评】头汗，是指汗但出于头。对于头汗的形成机制与证治，成氏从三个方面加以分析：其一，指出头汗但见于阳经病，而三阴经病无头汗出。因为头者为诸阳之会，独诸阳经脉上循于头，三阴经脉不循于头。伤寒头汗形成的机制，成氏归纳为"邪搏诸阳，津液上凑""热蒸于阳，故但头汗出"。可谓言简意赅，切中关键。

伤寒头汗以里热为主，故成氏谓"悉属阳明"。需要指出的是对此要活看，邪但在表者，则无头汗之证，但邪气在半表半里者亦见头汗出。归纳起来，大致有：阳明湿热蕴结发黄所致头汗，茵陈蒿汤治之；虚烦头汗，栀子豉汤治之；腑实头汗，大承气汤治之；水热结胸头汗，大结胸汤治之；阳微结头汗，小柴胡汤治之；少阳兼挟痰饮之头汗，柴胡桂枝干姜汤治之；热入血室头汗，刺期门，随其实而泻之。秦之桢在《伤寒大白·头汗》谓"若中焦痞塞，则热结、水结、寒结、痰结、气滞、夹食、蓄血，皆能壅滞经络，但头汗出"，更加丰富了头汗证治的内容。

其二，头汗非尽属于热蒸于阳，其属寒者亦有。如湿家，其人但头汗出，背强，欲得被覆向火者，乃寒湿相搏所致。因寒湿郁遏肌表，阳气不能外达而上冒，故但头汗出而身无汗。治应祛寒除湿而畅通阳气。

其三，指出头汗有危证。如湿家下后，额上汗出而微喘，小便不利者，或下利不止者；关格不通，不得尿，头汗出者，皆属虚阳上越之"阳脱"证，预后不良。此时治疗，则又应以回阳救逆固脱为主。

手足汗第九

伤寒手足汗出，何以明之？四肢者，诸阳之本，而胃主四肢。手足汗出者，阳明之证也。阳经邪热，传并阳明，则手足为之汗出。阳明为津液之主，病则自汗出。其有自汗出者，有但头汗出者，有手足汗出者，悉属阳明也。何以使之然也？若一身自汗出者，谓之热越，是热外达者也。但头汗出者，是热不得越，而热气上达者也。及手足汗出者，为热聚于胃，是津液之旁达也。经曰：手足濈然汗出者，此大便必硬也。其手足漐漐汗出，大便难而谵语者，下之则愈。由此观之，手足汗出，为热聚于胃可知矣。或谓热聚于胃，而手足为之汗出。其寒聚于胃，而有手足汗出者乎？经曰：阳明中寒者，不能食，小便不利，手足濈然汗出，此欲作痼瘕，即是中寒者也。且热聚于胃，为可下之证，其寒聚于胃，为不可下，又何以明之？要明于此二者，必曰大便初硬后溏，以胃中冷，水谷不别故也，是以不可下者也。若大便难，谵语者，为阳明证具，则是可下之证。临病之际，宜须两审。

【点评】阳明为津液所主，病在阳明则多见汗出之证。成氏将阳明病热之汗归纳为身汗出、头汗出、手足汗出三个方面，其病理机制分别为热越而外达；热不得越而上达；热聚于胃，津液旁达。在阳明腑实证，"手足汗出"是大便燥结的指征之一，值得引起重视。因为阳明热证，本当"身热汗自出"，若由周身汗出逐渐到手足汗出，则说明燥化太过，津液内竭，而致大便坚硬。正如仲景原文所强调："手足濈然汗出者，此大便必硬也。""其手足漐漐汗出，大便难而谵语者，下之则愈。"

手足汗出不尽属阳明腑实。在阳明中寒证，由于阳虚失化，寒湿内盛，外溢四肢亦见手足汗出，此欲作痼瘕。同属阳明病，同样手足汗出，寒热虚实之病机迥然有别，临床宜详审。其辨证要点在于大便硬否，若大便初硬后溏，是胃中冷，水谷不别，则不可下；若大便难而谵语者，为热聚于胃，燥屎内结，则可下之。

无汗第十

伤寒无汗，何以明之？腠理者，津液凑泄之所为腠，文理缝会之中为理。津液为风暑湿气所干，外凑皮腠者，则为自汗出；若寒邪中经，腠理致密，津液内渗，则无汗。无汗之由，又有数种。如伤寒在表，及邪行于里，或水饮内蓄，与亡阳久虚，皆令无汗。其伤寒无汗，则腠理致密也。风中于卫，则腠理开而自汗；寒中于荣，则无汗，谓腠理闭也。经所谓：太阳病，恶风，无汗而喘，及脉浮紧，无汗发热，及不汗出而烦躁。阳明病，反无汗而小便利，二三日呕而咳，手足厥，苦头痛，鼻干不得汗，脉浮无汗而喘，与其刚痉无汗。是数者，皆寒邪在表而无汗者也。其邪气行于里，无汗者，为邪气在表，熏发腠理则汗出，邪气内传，不外熏发者则无汗。经所谓：阳明病，无汗，小便不利，心中懊憹者，身必发黄。及伤寒发热无汗，渴欲饮水，无表证者，白虎加人参汤主之。与夫三阴为病，不得有汗。是数者，皆邪行于里而无汗者也。其水饮内蓄而无汗者，为水饮散而为津液，津液布渗而为汗，既水饮内蓄而不行，则津液不足而无汗。经所谓：服桂枝汤，或下之，仍头项强痛，翕翕发热，无汗，心下满微痛，小便不利者，桂枝去桂加茯苓白术汤主之，是津液内渗而无汗者也。其阳虚无汗者，诸阳为津液之主，阳虚则津液虚少，故无汗。经所谓：脉浮而迟，迟为无阳，不能作汗，其身必痒。阳明病反无汗，其身如虫行皮中之状，此以久虚故也。皆阳虚而无汗者也。如是者，理之常也，又焉得为异哉？一或当汗而不汗，服汤一剂，病证仍在。至于服三剂而不汗者，死病也。又热病脉躁盛而不得汗者，黄帝谓阳脉之极也，死。兹二者，以无汗为真病，讵可与其余无汗者同日而语也？

【点评】成氏将无汗的病机归纳为四：其一，伤寒在表。由于寒性凝敛，寒邪侵袭，致腠理闭塞而无汗。无汗以伤寒表实证居多，见于麻黄汤证、大青龙汤证、葛根汤证之条文。其二，邪行于里。见于茵陈蒿汤证、白虎加人参汤证之条文。前者无汗是由于阳明热邪与湿合，湿热不能外泄；后者无汗是阳明里热太甚，且伤津耗气所致。其三，水饮内蓄。见于桂枝去桂加茯苓白术汤证之条文。由于水饮内蓄而不行，气不化津，则津液不足而无汗。四是亡阳久虚。"诸阳为津液之主"，阳虚则失其蒸化津液之功，"津液虚少"而无汗。如《伤寒论》第196条所云："阳明病，法多汗，反无汗，其身如虫行皮中状者，此以久虚故也。"

成氏善于运用"知常辨异"的思维方法对《伤寒论》的证治及预后加以解析。如本段提出以上四种无汗为病之常，知常要辨异，其异者，一如"当汗而不汗"，一再服用解表剂而不汗者，为邪气太甚，汤不能胜，必成大疾。二如"热病脉躁盛而不得汗者"，亦为热病病重，邪不外达，即"阳脉之极也"。此二者，病情凶险，预后不良。

头痛第十一

伤寒头痛，何以明之？头痛谓邪气外在经络，上攻于头所致也。《难经》曰：三阳经受风寒，伏留而不去，则名厥头痛，言三阳之经上于头尔。然伤寒头痛者，太阳专主也，何者？以太阳之经起于目内眦，上额交巅，上入络脑。经所谓：太阳受病者，头项痛，腰脊强。又曰：七日病衰，头痛少愈。虽然，阳明少阳亦有头痛，不若太阳之专主也。盖太阳为病属表，而头痛专为主表证，虽有风寒之不同，必待发散而后已。太阳病，头痛发热，身疼，腰痛，骨节疼痛，恶风，无汗而喘者，伤寒也，麻黄汤主之。太阳病，头痛发热，汗出恶风者，中风也，桂枝汤主之。虽有伤寒六七日不大便，头痛有热者，而与调胃承气汤下之者。又云：若小便清者，知热不在里，仍在表也，当与桂枝汤。以头痛未去，虽不大便六七日，其小便清者，犹为在表，是知头痛属乎表者明矣。头痛一切属三阳经也，而阴病亦有头痛乎？太阴少阴二经之脉，皆上至颈胸中而还，不上循头，则多①头痛之证。惟厥阴之脉，循喉咙之后，上入颃颡，连目眦上出额，与督脉会于巅，病亦有头痛。经曰：干呕，吐涎沫者，吴茱萸汤主之者是矣。夫头者，精明之府也，神明居之。小小邪气作为头痛者，必曰发散而可也。其或痛甚，入连于脑，而手足寒者，又为真病，岂能发散而已哉？呜呼！头痛为外疾，犹有不可治者，又矧脏腑之疾乎？

【点评】《伤寒论》论及太阳、阳明、少阳、厥阴病均有头痛之见证，诚以三阳经脉俱上于头，厥阴经脉亦会于巅，是以邪客诸经，循经上逆，而头痛发作。故成氏把伤寒头痛的病机概括为"邪气外在经络，上攻于头所致"。头痛辨治，因其证候各异，其治法亦殊。如治太阳头痛，用辛温之剂以发散之，太阳中风用桂枝汤，太阳伤寒用麻黄汤；如"伤寒六七日不大便，头痛有热者"，予调胃承气汤以通下；如"伤寒脉弦细，头痛发热者，属少阳"，予小柴胡汤以和解；治厥阴病，"干呕，吐涎沫，头痛者"，用吴茱萸汤温散厥阴寒邪，以降浊阴。

值得注意的是，成氏认为，邪客阳明、少阳虽亦有头痛之

---

① 多：宋代建安庆有堂新刊本（简称宋本）作"无"。

证，"但不若太阳之专主也"。并进一步强调"太阳为病属表，而头痛专为主表证"。正基于此，病在太阳，虽有风寒之不同，必待发散而后已。同时指出头痛一证的复杂性，谓"小小邪气，作为头痛者，必曰发散而可也。"用"小小"二字形容邪气，值得玩味。因为头痛不仅限于外感一端，若内伤脏腑所致者、真头痛者，其病因不同，虚实有别，"岂能发散而已哉？"对此应加以辨识。由此看出，成氏不但总结概括了《伤寒论》头痛的辨治内容，丰富了六经辨治体系，且对后世医家从外感、内伤论治头痛奠定了基础，指明了方向。

项强第十二

伤寒项强，何以明之？太阳脉起于目内眦，上额交巅，上入络脑，还出别下项，循肩臂内，侠脊，抵腰中。经曰：太阳之病，项背强痛而恶寒。以太阳感受风寒，则经脉不利，而项为之急，颈为之强尔。伤寒颈项强急者，太阳表证也，必发散而解之可也。太阳病，项背强几几，反汗出恶风者，桂枝加葛根汤主之。太阳病，项背强几几，无汗恶风者，葛根汤主之。是皆发散之剂也。二者均是项背强，而发散又有轻重者。盖发热汗出恶风者为表虚，表虚者可解肌；无汗恶风者为表实，表实者可发汗，是以为治不同也。桂枝加葛根汤方，是桂枝加麻黄、葛根。又葛根汤方，亦是桂枝汤中加麻黄、葛根。深详究之，无汗恶风为表实，正可发汗，则于桂枝汤中加葛根、麻黄为当矣。汗出恶风为表虚，表虚者可解肌，恐是桂枝汤中但加葛根，而不加麻黄也。几，音殊。几，引颈之貌。几，短羽鸟也。短羽之鸟不能飞腾，动则先伸引其头尔。项背强者，动亦如之，非若几按①之几而偃屈②也。太阳伤寒项背强，其或太阳中风，加之寒湿而成痉者，亦项强也。经曰：病者身热足寒，颈项强急，恶寒，时头热，面赤，目脉赤，独头面摇，卒口噤，背反张者，痉病也。《金匮要略》曰：太阳病，其证项背强，几几然，脉反沉迟者，此为痉，桂枝加栝蒌汤主之。虽项背强，然太阳病表证，悉当发散。又有结胸病者，项亦强，如柔痉状，下之则和，宜大陷胸汤③主之。临病之际，审其表里，可汗可下，随证投汤，则万全矣。

【点评】项强，是太阳病的主证之一，其病机为"太阳感受风寒，则经脉不利，而项为急，颈为之强尔。"太阳病"项背强"，主要见于《伤寒论》中的葛根汤证与桂枝加葛根汤证，二者均为表证，其治皆当发散而解，但表证有虚实之分，"盖发热汗出恶风者为表虚，表虚者可解肌；无汗恶风者为表实，表实者可发汗，是以为治不同也。"可见，成氏之论述既简明又精辟。关于桂枝加葛根汤中有无麻黄的问题，成氏认为"恐是桂枝汤中但加葛根而不加麻黄也"，颇有见地。宋·林亿校正《伤寒论》时亦认为加麻黄有误。

项强亦是痉病的代表症状之一。痉病是以项背强急，四肢抽搐，甚至口噤不开，角弓反张为主要表现的病证。对于痉病的成因，《黄帝内经》强调风、寒、湿、热均可影响经脉而发病。如《素问·至真要大论》："诸痉项强，皆属于湿。""诸暴强直，皆属于风。"《灵枢·热病》："风痉，身反折。"《灵枢·经筋》："经筋之病，寒则反折筋急。"隋唐时期，对痉病基本上是以外感风寒

---

① 几按：几，矮或小的桌子，用以搁置物件。按，通"案"，大桌子称案。几案，泛称桌子。《孟子·公孙丑下》："隐几而卧。"古人的几用以倚凭身体。
② 偃(yàn 燕)屈：偃，指仰卧；屈，指屈曲。
③ 大陷胸汤：《伤寒论》原文为大陷胸丸。

湿邪致病说，治疗也以散邪为主，如隋·巢元方《诸病源候论》有风痉候、风角弓反张候、金疮中风痉候等，并指出："风邪伤于太阳经，复遇寒湿则发痉也"，"邪入诸阳经故也"。唐·孙思邈《备急千金要方》及王焘《外台秘要方》所持之论亦大体类同。可能基于此，成氏在解释痉病的成因时指出："太阳伤寒项背强，其或太阳中风，加之寒湿而成痉者，亦项强也。"他在《注解伤寒论·辨痉湿暍病脉证第四》对"病者，身热足寒，颈项强急，恶寒，时头热，面赤，目赤，独头动摇，卒口噤，背反张者，痉病也。"亦释为："太阳中风，重感寒湿，乃变为痉。"可见，成氏十分重视"寒湿"之邪在痉病发病中的关键作用。但需要指出的是，《金匮要略》论痉，除了继承《黄帝内经》外感风寒湿邪致痉的理论外，还特别重视津液匮乏这一病理因素在痉病发病中的重要作用。仲景反复强调因误治伤津耗血与痉病发病的相互关系，指出"太阳病，发汗太多，因致痉。""夫风病，下之则痉，复发汗，必拘急。""疮家，虽身疼痛，不可发汗，汗出则痉。"《金匮要略》对《内经》痉病理论有继承，更有发展，这对后世医家完善和创新痉病病机理论有重要指导意义。

头眩第十三

伤寒头眩，何以明之？眊①非毛而见其毛，眩非玄而见其玄。眊为眼花，眩为眼黑。眩也，运也，冒也，三者形俱相近，有谓之眩运者，有谓之眩冒者。运为运转之运，世谓之头旋者是矣；冒为蒙冒之冒，世谓之昏迷者是矣。少阳之为病，口苦，咽干，目眩。以少阳居表里之间，表邪所传，渐行于里，表中阳虚，故时时目眩也。二阳并

---

① 眊(mào 冒)：指眼睛看不清楚。这里有视物昏花之意。

病，头项强痛，或眩运、眩冒者，以少阳与太阳并病，故眩者责其虚也。伤寒有起则头眩与眩冒者，皆发汗吐下后所致，是知其阳虚也。按《针经》有曰：上虚则眩，下虚则厥。眩虽为虚，而风家亦有眩者，盖风主运动故尔。伤寒阳明病，但头眩，不恶寒，故能食而咳，其人必咽痛，为阳明中风，是风亦主头眩也。诸如此者，皆非逆也。及其诸逆发汗，剧者言乱，目眩者死，命将难全。呜呼？病势已成，可得半愈。及病势已深，虽神医其能已之耶。

【点评】成氏首先以"眊""眩""运""冒"四字从不同的侧面描述了头眩的特征，即眊为眼花；眩为视物发黑；运为视物有旋转之感；冒指头目眩晕如物蒙冒。"头眩"的病机，成氏总结有三：其一，少阳病致眩。如"少阳之为病，口苦，咽干，目眩也。"需要指出的是，他在解释其病机时，用"表中阳虚"一词实属牵强。倒是他在《注解伤寒论》对本条的解释更为贴切，即："足少阳胆经也……少阳之脉，起于目内眦。少阳受邪，则口苦、咽干、目眩。"因为手足少阳经脉皆起于目内眦，且肝胆互为表里，若邪入少阳表里之间，木火之气上扰空窍而致头晕目眩。同理，言少阳与太阳并病之"眩者责其虚也"亦属牵强。其二，阳虚致眩。因虚致眩，《内经》已有论述，如《灵枢·口问》谓："上虚则眩"，《灵枢·海论》云："髓海不足，则脑转耳鸣，胫酸眩冒。"《伤寒论》中所论头眩以虚为多，如成氏所说："伤寒有起则头眩与眩冒者，皆发汗吐下后所致，是知其阳虚也。"其三，风亦主头眩。所例举条文"阳明病，但头眩，不恶寒，故能食而咳，其人必咽痛"，成氏称之为"阳明中风"，其"头眩"，实乃阳明有热，热则动风，风热上扰所致。

除上述，水饮内停所致头眩亦不少见，如真武汤证之"头眩，身𥆧动，振振欲擗地"；茯苓桂枝白术甘草汤证之"起则头眩"；以及《金匮要略》"心下有支饮，其人苦冒眩"等等。由于水饮内停，清阳不能上达头目，浊阴反蒙蔽清窍，则发头目眩晕。清·秦之桢《伤寒大白·头眩》又谓："大凡眩晕之证，一见呕吐，即为痰饮食滞，急用保和平胃二陈汤。"陈修园则在风、痰、虚之外，再加上火，从而把眩晕的病因病机概括为"风""火""痰""虚"四字，对眩晕一证的认识日臻完善。

胸胁满第十四

伤寒胸胁满，何以明之？胸胁满者，谓胸膈间气塞满闷也，非心下满者也。胁满者，谓胁肋下气胀填满也，非腹满者也。邪气自表传里，必先自胸膈，已次经心胁而入胃。邪气入胃，为入腑也，是以胸满多带表证。胁满者，当半表半里证也。经曰：下后，脉促，胸满者，桂枝去芍药汤主之。又曰：太阳与阳明合病，喘而胸满者，不可下，宜麻黄汤。是胸满属表，而须发汗者也。盖胸中至表犹近也，及胁者则更不言发汗，但和解而已。经曰：设胸满胁痛者，与小柴胡汤。又曰：胸胁满不去者，小柴胡汤主之。本太阳病不解，传入少阳者，胁下硬满，干呕不能食，往来寒热，脉沉紧者，以小柴胡汤主之，是知胁满属半表半里明矣。大抵胸胁满，以邪气初入里，未停留为实，气郁积而不行，致生满也，和解斯可矣。若邪气留于胸中，聚而为实者，非涌吐则不可已。故华佗曰：四日在胸，吐之则愈，是邪气已收敛而不散漫者，则可吐。《内经》曰：其高者，因而越之。病在胸膈之上为高，越之为吐也。经曰：病在胸中当吐之。发汗，若下之，而烦热，胸中窒者，则以栀子豉汤吐之。若胸中痞硬，气上冲咽喉不得息者，此为胸中有寒也，则以瓜蒂散吐之。二者均是吐剂，栀子豉汤吐胸中虚烦客热也，瓜蒂散吐胸中痰实宿寒也。若能审明药剂之轻重，辨别邪气之浅深，对证投汤，不为效者，未之有也。

【点评】指出胸胁满与心下满与腹满的区别。胸胁满，是指胸膈间，胁肋下气塞胀满不适而言。成氏论胸胁满，要义有二：一是标明本证的病变过程、病位，并确立治法。二是指出胸满治用吐法，并对栀子豉汤和瓜蒂散的应用要点作了鉴别。

从病位言，胸膈居高位，偏于表；胃腑属里；胁肋在身之侧，属半表半里。成氏认为，若"邪气自表传里，必先自胸膈，已次经心胁而入胃"，故胸满多带表证，胁满属半表半里。胸满属表，治用解表法，所以太阳阳明合病，喘而胸满者，用麻黄汤；太阳病，下后，脉促胸满者，用桂枝去芍药汤。胁满属半表半里，治用和解，所以胸满胁痛者，胸满不去者，用小柴胡汤。胸胁满之所以用和解之法，是由于胸胁满以"气郁积而不行"，小柴胡汤疏达气机，和解斯可矣。

胸满治用吐法，是针对邪气留于胸中，聚而为实者所言。成氏指出：栀子豉汤和瓜蒂散均为吐剂，瓜蒂散吐胸中痰实宿寒，栀子豉汤吐胸中虚烦客热。临证选方应加以鉴别。由于《伤寒论》栀子豉汤方后言"得吐者，止后服"几个字，成氏认为本方属"吐剂"，但后世亦有医家不同意此说。

心下满第十五

伤寒心下满，何以明之？心下满者，谓正当心下高起满硬者是矣。不经下后而满者，则有吐下之殊。若下后心下满者，又有结胸痞气之别。经曰：病人手足厥冷，脉乍紧，邪结在胸中，心中满而烦，饥不能食者，病在胸中，当须吐之。又曰：脉浮而大，心下反硬，有热，属脏者攻之，不令发汗；属腑者不令攻之。兹二者，为不经汗下而心下满者。或吐之，或下之，看其邪气之高下。高者则因而越之，下者则因而竭之，要在泄其邪也。至于阳明病，虽心下硬满，又未可攻。经曰：阳明病，心下硬满者，不可攻之，攻之利遂不止者死，利止者愈，是邪气自表传里。至于心下留结为实者，则不可下，乃吐之可也。若未全为实者，则不可下，故有此戒也。又邪气在表，未应下而强下之，邪气乘虚结于心下，实者硬满而痛为结胸，虚者满而不痛为虚痞。经曰：呕而发热者，柴胡汤证具，而以他药下之，柴胡证仍在者，复与柴胡汤。此虽已下之，不为逆，必蒸蒸而振，却复发热汗出而解。若心下满而硬痛者，此为结胸也。但满而不痛者，此为虚痞。盖实邪留结，则为硬为痛。虚邪留滞，则但满而不硬痛也。结胸热实，脉沉而紧，心下痛，按之石硬者，大陷胸汤主之，明其邪实可知矣。脉浮而紧，而反下之，紧反入里则作痞，按之自濡，但气痞耳，明其邪虚可知矣。病发于阳，而反下之，热入因作结胸；病发于阴，而反下之，因作痞。表邪未罢，医反下之，胃中空虚，客气动膈，阳气内陷，心下因硬，则为结胸，须陷胸汤丸攻之可也。伤寒中风，医反下之，心下痞硬而满，医见心下痞，谓病不尽，而复下之，其痞益甚，此非结热，但以胃中空虚，客气上逆，故使硬也，须诸泻心汤散可也。二者俱是心下满硬，一为虚，一为实，凡投汤者，大须详审。结胸虽为实邪，众皆共知，当用陷胸汤丸下之。或脉浮大者，则不可下，下之则死。即是犹带表邪，未全结实，下之重虚其里，邪深结则死。设或结胸形证悉具，而加之烦躁者，又为不治之疾。药之所以能胜邪者，必待胃气施布药力，始能温、汗、吐、下之，以逐其邪气。邪气胜，胃气绝者，汤药纵下，胃气不能施布，虽神丹其能为效耶？

【点评】心下满，是指正当心下高起满硬而言。成氏用"高起"二字表述心下满硬应活看，《伤寒论》大陷胸汤证条文中有"心下痛，按之石硬""从心下至少腹，硬满而痛，不可近者"之表述，是腹诊见证，实指上腹部腹肌紧张坚硬而拒按。成氏所谓"心下高起满硬"，可能对此而言。而对于虚痞一证，临床特征是但满而不痛，"高起"则未必见到。

成氏论及"心下满"的主要内容是"不经下后而满者，则有吐下之殊；若下后心下满者，又有结胸痞气之别。"心下满，不经汗、下而致者，如瓜蒂散证的"邪结在胸中，心中满而烦"，其高者因而越之，治用吐法。脉浮而大，心下反硬，其热在脏，治用下法。或吐，或下，目的在于"泄其邪"。同时指出了心下硬满应用下法的禁忌。

结胸与痞证二者均有心下满症状，成氏从二者形成的病因病机、鉴别诊断、方药运用作了重点阐述，颇有临床意义。它们的成因，多以太阳病误下，邪气内陷为前提，前者是邪热内入与胸膈心下之痰水相结，"实邪留结，则为硬为痛"，治用陷胸汤、丸之类；后者是误下伤脾胃，"虚邪留滞，则但满而不痛"，治宜泻心汤之属。"二者俱是心下硬满，但虚实有别，应加以详审。

成氏特别强调"胃气"的强弱在运用祛邪法中的重要意义。指出"药之所以能胜邪者，必待胃气施布药力，始能温、汗、吐、下之，以逐其邪气。邪气胜，胃气绝者，汤药纵下，胃气不能施布，虽神丹其能为效耶？"这也充分体现了《内经》"有胃气者生，无胃气者死"的学术思想。

腹满第十六

伤寒腹满，何以明之？腹满者，俗谓之肚胀是也。华佗曰：伤寒一日在皮，二日在肤，三日在肌，四日在胸，五日在腹，六日入胃，入胃谓入腑也。是在腹也，犹未全入里者，虽腹满为里证，故亦有浅深之别。经曰：表已解而内不消，非大满，犹生寒热，则病不除，是其未全入腑。若大满大实，坚有燥屎，自可除下之。虽四五日不能为祸，谓之邪气已入腑也。伤寒邪入腹，是里证已深，故腹满乃可下之者多矣。如经曰：其热不潮，未可与承气汤；若腹大满不通者，可与小承气汤。发汗不解，腹满痛者，急下之。本太阳病，医反下之，因而腹满时痛者，属太阴也，桂枝加芍药汤主之。大实痛者，桂枝加大黄汤主之。少阴病腹胀，不大便者，急下之。诸如此者，皆为里证是也。虽曰腹中满痛者，此为实也，当下去之。然腹满不减者，则为实也。若腹满时减者，又为虚也，则不可下。经曰：腹满不减，减不足言，当下之。《金匮要略》曰：腹满时减，复如故，此虚寒从下上也，当以温药和之。盖虚气留滞，亦为之胀，但比之实者，不至坚痛也。大抵腹满属太阴证也。阳热为邪者，则腹满而咽干；阴寒为邪者，则腹满而吐，食不下，自利益甚，时腹自痛。太阴者脾土也，治中央，故专主腹满之候。又发汗吐下之后，因而成腹满者，皆邪气乘虚内客为之，而所主又各不同。经曰：发汗后，腹胀满者，厚朴生姜甘草半夏人参汤主之。伤寒吐后，腹胀满者，调胃承气汤主之。伤寒下后，心烦腹胀满，卧起不安者，栀子厚朴汤主之。三者有当温者，有当下者，有当吐者何？邪气不一也。且发汗后腹满当温之。邪气在表，因发散则邪去，胃为津液之主，发汗亡阳，则胃气虚而不能敷布，诸气壅滞，而为胀满，是当温散可也。吐后腹满可下之。邪气在胸者，则可吐之，吐之邪去则安。若吐后邪气不去，加之腹胀满者，是胸中之邪，下传入胃，壅而为实，故生胀满，当须下之可也。下后腹满可吐者，邪气在表，未传入腑，而妄下之，邪自表乘虚而入，郁于胸中，而为虚烦，气上下不得通利者，腹为之满，故当吐之可也。凡为医者，要识邪气所起所在。审其所起，知邪气之由来；观其所在，知邪气之虚实。发汗吐下之不差，温补针艾之适当，则十全之功，自可得也。

【点评】腹胀满为临床常见症状，其原因则有寒热虚实的不同。成氏遵循《内经》"实则阳明，虚则太阴"之要旨，对《伤寒论》所论腹满详加归纳，重点鉴别。阳明属胃，邪热入里成实，燥屎内结，则大满大实；也有邪热入里，尚未成实，阳明邪热壅滞之证，辨治应识别邪气之浅深。太阴属脾，脾阳虚寒，"虚气留滞，（腹）亦为之胀，但比之实者，不至坚痛也"。在鉴别上，概言有三：一是实证为腹满不减，减不足言；虚证是腹满时减，复如故。二是实证是腹满而咽干；虚证乃"腹满而吐，食不下，自利益甚，时腹自痛"。三是结合《金匮要略》所论，按之不痛，喜暖喜按者为虚；按之痛，甚至拒按为实。治疗上，实证腹满以攻下为主，方用承气汤类；虚证腹满以温里为主，方用理中类。

对于病属太阴的"腹满时痛"者用桂枝加芍药汤治疗，"大实痛"者用桂枝加大黄汤治疗，成氏虽称"皆为里证"，但并非是太阴虚寒证。观成氏在《注解伤寒论》对本条的释文是"表邪未罢，医下之，邪因乘虚传于太阴，里气不和，故腹满时痛，与桂枝汤以解表，加芍药以和里。"其中，"里气不和"四字值得玩味。当代伤寒学家李克绍教授在《伤寒解惑论》把本证的病机释为"脾家实"，是"脾络不通，气血壅滞"所致。刘渡舟教授在《伤寒论诠解》认为"腹满时痛"，是"太阴脾脏气血阴阳不和，肝木乘土之证。"这些解释均有助于对本证的全面理解。

成氏例举因发汗吐下后所导致的腹满三方证，即厚朴生姜甘草半夏人参汤方证、调胃承气汤方证、栀子厚朴汤方证，予以鉴别。误汗吐下所致腹满，在病机共同点上，"皆邪气乘虚内客为之"，但因"邪气不一"，故各有特点。如误汗致脾胃阳虚、气机壅滞之腹满，治以温散，方用厚朴生姜甘草半夏人参汤。误吐使邪热入胃，化燥成实且津伤之腹满，治以攻下，方用调胃承气汤。误下致表邪内陷化热，热郁胸膈，气不得通利之腹满，治以吐法，方用栀子厚朴汤。总之，腹满一证，起因或汗或下，邪气或虚或实，病情复杂，论治有别。"凡为医者，要识邪气所起所在，审其所起，知邪气之由来，观其所在，知邪气之虚实。发汗吐下之不差，温补针艾之适当，则十全之功，自可得也。"成氏之论，十分精辟。

少腹满第十七

伤寒少腹满者，何以明之？少腹满者，脐下满是也。少腹者，下焦所治。《难经》曰：下焦者，当膀胱上口，主分别清浊，其治在脐下。邪气自上而下，至于下焦，结而不利，故少腹满也。胸中满，心下满，皆气尔，即无物也。及腹满者，又有燥屎为之者。至于少腹满者，非止气也，必有物聚于此，而为之满尔。所以然者，身半以上，同天之阳，清阳归之；身半以下，同地之阴，浊阴归之。清者在上，而浊者在下。《内经》谓：清阳出上窍，浊阴出下窍。当出不出，积而为满。是在上而满者，气也；在下而满者，物也。所谓物者，溺与血尔。邪气聚于下焦，则津液不得通，血气不得行，或溺或血，留滞于下，是生胀满而硬痛也。若从心下至少腹，皆硬满而痛者，是邪实也，须大陷胸汤下之。若但少腹硬满而痛，小便利者，则是蓄血之证。小便不利者，则是溺涩之证。经曰：少腹满，应小便不利，今反利者，为有血也。又曰：少腹硬，小便不利者，为无血也。小便自利，其人如狂者，血证谛也。其小便利而少腹满者，为太阳随经，瘀血在里，太阳自入腑者也。经曰：太阳病不解，热结膀胱，其人如狂，血自下，下者愈。其外未解者，尚未可攻，当先解外。外解已，但少腹急结者，乃可攻之，桃仁承气汤主之。是少腹硬满，为物聚于下可知矣。渗之利之，参酌随宜，可谓上工。

【点评】一般而言，脐下为小腹，小腹两侧为少腹。而仲景所谓少腹，是指脐下。故成氏明确少腹满，即脐下满。

满证，伤寒多见。如心下满、胸满、腹满及少腹满。由于部位不同，病机亦有差异。成氏从《内经》"清者在上，浊者在下；清阳出上窍，浊阴出下窍"等理论出发，对上述满证的病机特点予以分析和鉴别。相比较而言，胸满、心下满，多为气郁；腹满，或为气聚，或为燥屎所致；少腹满，则"必有物聚于此"，"所谓物者，溺与血尔。"因为少腹者，下焦所治。邪气聚于下焦，则津液不得通，血气不得行，或溺或血，留滞于下，而生胀满，甚则硬痛。成氏之分析，有理有据，十分精辟。蓄血者，如桃核承气汤证、抵当汤丸证；蓄水者，如五苓散证。小青龙汤证条文中亦有"若小便不利，少腹满者，去麻黄，加茯苓四两"之论述。除此，《金匮要略·妇人杂病脉证并治》第13条谓："妇人少腹满，如敦状，小便微难而不渴，生后者，此为水与血俱结在血室也，大黄甘遂汤主之。"水与血俱结在血室，故少腹满如敦状。至于蓄水证与蓄血证的鉴别要点，在于小便利与不利，少腹满，小便利者，为蓄血证；小便不利者，为蓄水证。

烦热第十八

伤寒烦热，何以明之？烦者，热也，与发热若同而异也。发热者，怫怫然发于肌表，有时而已者是也；烦者，为烦而热，无时而歇者是也。二者均是表热，而烦热为热所烦，非若发热而时发时止也，故谓之烦热。经曰：病人烦热，汗出则解。又曰：发汗已解，半日许复烦，脉浮数者，再与桂枝汤。又曰：服桂枝汤，反烦不解者，先刺风池、风府，却与桂枝汤则愈。即此观之，烦为表热明矣。故又有烦疼，即是热疼；又有烦渴，即是热渴也。以烦为热，又何疑焉？至于胸中烦，心中烦，内烦，虚烦，皆以烦为热。设伤寒至六七日，手足三部脉皆至，大烦而口噤不能言，其人躁扰者，与脉和大烦，目重，睑内际黄者，又皆为欲解。所以言大烦者，以肌表大热，则是邪热欲去，泄达于外也，故为欲解。《内经》曰：谨熟阴阳，以意调之。

【点评】成氏首先鉴别了烦热与发热之不同。二者相同之处，均是表热，不同之处，烦热是为热所烦，无时而歇；发热是热时发时止。

伤寒烦热，在《伤寒论》中主要有二见。一是第24条："太阳病，初服桂枝汤，反烦不解者，先刺风池、风府，却与桂枝汤则愈。"二是第57条："伤寒发汗，已解，半日许复烦，脉浮数者，可更发汗，宜桂枝汤。"两条所叙述的都是在太阳病发汗后反增烦热，可相互参酌分析。前条是太阳病，用桂枝汤治疗，初服后反烦不解；后条是太阳病先用发汗，邪已解而未尽去，半日许复烦。究其机制，前者是由于表邪偏甚，在经之风邪壅盛，而桂枝汤的药力较轻，不能达到祛邪外出的目的，故"反烦不解"，因此治疗上先刺风池、风府以驱在经之风邪，再与桂枝汤，双管齐下，病则向愈。后者是虽用发汗，邪气未尽而复聚，或正气不足而复感，故"复烦"，治宜桂枝汤发汗。值得领会的是，仲景用"反烦""复烦"，而不言"烦热"，一是如成氏所言"烦热为热所烦"，烦即热也；二是突出"烦"字所表达的内涵。方有执指出：烦字从"火"从"页"。《说文》："页，头也。"然则烦者热闷而头疼之谓也，邪欲出而与正分争，作汗之兆也。这些认识有助于对"烦热"之义的理解。

烦热是因热而烦。但对于成氏阐述"故又有烦疼，即是热疼；又有烦渴，即是热渴也"的观点，则有偏颇之处。如《伤寒论》第146条："伤寒六七日，发热，微恶寒，支节烦疼……。"这里的"烦疼"有肢节疼痛较甚之意，亦可解作因疼而烦。第72条："发汗已，脉浮数，烦渴者，五苓散主之。"这里的"烦渴"是指心烦口渴，亦可解为渴甚。可见，烦疼与热疼，烦渴与热渴，不可混为一谈，只有具体情况具体分析，方能反映仲景原意。

虚烦第十九

伤寒虚烦，何以明之？虚烦者，心中郁郁而烦也。有胸中烦，有心中烦，有虚烦，诸如此者，皆热也。若止云烦者，表热也。及其邪热传里，故有胸中烦、心中烦、虚烦之别。三者要在观其热所从来，审其虚实而治，为不同也。如不经发汗吐下而烦者，则是传经之热，不作膈实者，但多和解而已。故经曰：心烦喜呕，或胸中烦而不呕者，小柴胡汤主之。少阴病二三日，心中烦，不得卧者，黄连阿胶汤主之。少阴病，胸满心烦者，猪肤汤主之。是皆和解而彻热者也。若因吐下发汗后而烦者，则是内陷之烦，但多涌吐而已。发汗吐下后，虚烦不得眠，若剧者，必反覆颠倒，心中懊恼者，栀子豉汤主之。若少气者，栀子甘草豉汤主之。若呕者，栀子生姜豉汤主之。心烦腹满，卧起不安者，栀子厚朴汤主之。丸药大下后，身热不去，微烦者，栀子干姜汤主之。是皆取其吐而涌其热者也。虚烦之状，心中温温然欲吐，愦愦然无奈，欲呕不呕，扰扰乱乱，是名烦也，非吐则不能已。经曰：下利后更烦，按之心下濡者，为虚烦也，宜栀子豉汤。脉乍结，心中满而烦，饥不能食者，病在胸中，瓜蒂散。二者证均是烦也，药均是吐也，而又轻重之不同。吐下发汗后，邪气乘虚而入为烦者，则谓之虚烦，与栀子豉汤，则是吐剂之轻者。不因吐下发汗后，邪气结于胸中，则为膈实，与瓜蒂散，则是吐剂之重者。又阳明病，不吐不下心烦者，则是烦之实者也，与调胃承气汤下之。伤寒二三日，心中悸而烦者，则是烦之虚者也，与小建中汤补之。烦为热也，悸而复烦为虚者，以悸为虚，悸甚而烦，故为虚也。少阳之邪入腑者，烦而悸，则为热也。大抵先烦而悸者，是为热也。先悸而烦者，是为虚也。《内经》曰：治病必求其本，诚哉是言也。

【点评】指出虚烦的内涵是心中"郁郁而烦"，涵盖胸中烦、心中烦和虚烦，是邪热扰乱心胸而蕴郁不去所见心中烦乱不安之症状。此"虚"字非指正气虚，而是与痰、食、水等有形之实邪相对而言。成氏所论虚烦，"观其热所从来，审其虚实而治。"概分两类：一为传经之热所致，二为内陷之热而成。

传经之热致烦，即"不经发汗吐下而烦者"，为胸中烦、心中烦。证如邪入少阳，胆火内郁于胸胁而致胸中烦，或呕，或不呕，与小柴胡汤和解少阳；邪至少阴，肾阴亏虚，心火上亢而至"心中烦，不得卧"，与黄连阿胶汤滋阴清火，交通心肾；少阴阴虚，虚火上炎之"胸满心烦"者，与猪肤汤滋阴润燥。诸如此类，通过和解少阳、交通心肾、调和水火以达到"彻热"之目的，成氏统称之为"和解"范畴，值得深思。

内陷之热致烦，是因误用汗吐下，致使邪热内陷，无形之火热蕴郁胸膈而致心中烦乱不安，即通常所称的"虚烦证"。其轻者，心烦不得眠；其重者，必反覆颠倒，心中懊恼，欲吐不吐，不可名状。火郁当清之，发之，故以栀子豉汤清热除烦。并根据兼证的不同，分别选用栀子甘草豉汤、栀子生姜豉汤、栀子厚朴汤、栀子干姜汤等。对于成氏用栀子豉汤及其加减方"取其吐而涌其热"之说，不必拘泥。

各种原因所致发烦又当与虚烦相鉴别。虚烦为热证、里证，而发烦有虚有实，或寒或热，成氏例举三个方面加以鉴别。一是外感表热致烦，即前文所言"烦热"。二是因实致烦，膈实证为痰涎壅盛，食积停滞，胸阳被遏，证见脉乍结，心中满而烦，饥不能食，施以吐法之重剂，用瓜蒂散以涌吐痰食之实邪；阳明内实，肠胃燥结，心烦，甚则谵语，施以下法，用调胃承气汤以泻热和胃，润燥软坚。三是因虚致烦，如小建中汤证的"心中悸而烦"，乃因脾气虚馁，气血生化不足，心失所养，加之外邪袭扰，因见悸而烦等症。至于成氏提出的"先悸而烦，是为虚""先烦而悸，则为热"之说，不足尽信，临证时应作全面分析。

烦躁第二十

伤寒烦躁，何以明之？烦为扰扰而烦，躁为愤躁之躁。合而言之，烦躁为热也。析而分之，烦也、躁也，有阴阳之别焉。烦，阳也；躁，阴也。烦为热之轻者，躁为热之甚者。经有烦疼、烦满、烦渴、虚烦，皆以烦为热也。有不烦而躁者，为怫怫然①便作躁闷，此为阴盛隔阳也。虽大躁欲于泥水中卧，但饮水不得入口者是矣。所谓烦躁者，谓先烦渐至躁也；所谓躁烦者，谓先发躁而迤逦②复烦者也。烦躁之由，又为不同：有邪气在表而烦躁者，有邪气在里而烦躁者，有因火劫而烦躁者，有阳虚而烦躁者，有阴盛而烦躁者，皆不同也。经曰：当汗不汗，其人躁烦，太阳中风，脉浮而紧，不汗出而烦躁，大青龙汤主之者，是邪气在表而烦躁者也。病人不大便五六日，绕脐痛，烦躁，发作有时，此有燥屎也，是邪气在里而烦躁者也。太阳病，以火熏之，不得汗，其人必躁。太阳病，二日反躁，火熨其背，令人大汗出，大热入胃，躁烦者，火劫令烦躁者也。阳微发汗，

---

① 怫(fú 拂)怫然：变色貌。

② 迤逦(yǐ lǐ 椅李)：连续不断貌。

躁不得眠，与之下后复发汗，昼日烦躁不得眠，夜而安静，不呕不渴，无表证，脉沉微，身无大热者，干姜附子汤主之者。及发汗若下之，病仍不去，烦躁者，茯苓四逆汤主之者，阳虚烦躁者也。少阴病，吐利，手足冷，烦躁欲死者，吴茱萸汤主之者，阴盛而烦躁者也。诸如此者，证之常也，非逆也。设或结胸证悉具，烦躁者死；发热下利，厥逆，躁不得卧者死；少阴病，吐利，躁烦四逆者死；少阴病，四逆，恶寒而身踡，脉不至，不烦而躁者死；少阴病五六日，自利，复烦躁不得卧寐者死。是数者，又皆为不治之证。呜呼！烦躁为常有之疾，复有诸不治之证，临病者之侧，又当熟审焉。

【点评】指出烦躁证的特点："烦为扰扰而烦，躁为愦躁之躁。"通常而言，烦为胸中烦闷不安，躁为手足扰动不宁，两者常互见，所以并称。无论是三阳病，或是三阴病，无论是阳证烦躁，或是阴证烦躁，总是烦轻躁重，烦极则躁。故烦与躁其概念以及程度总有差别。正如成氏所言"烦为热之轻者，躁为热之甚者"。成氏又认为，烦多为热，而"不烦而躁"者，是阴盛格阳所致。故又有"阳烦阴躁"之说。

在《伤寒论》条文中，有称"烦躁"者，有言"躁烦"者。成氏对此加以区别："所谓烦躁者，谓先烦渐至躁也；所谓躁烦者，谓先发躁而迤逦之复烦者也。"受成氏此解的影响，后世不少注家进一步在"烦"与"躁"的孰先孰后上强作分析，推论为"躁烦"重于"烦躁"。实际上，《伤寒论》中的"烦躁"与"躁烦"并无差别，二者不存在轻重之分。这正如姜建国教授在《伤寒论释难》一书中所分析：纵观六经病，"烦躁"亦见于死证。如第300条"复烦躁不得卧寐者，死。"第343条"烦躁，灸厥阴，厥不还者死。"第133条"结胸证悉具，烦躁者亦死。"相反，《伤寒论》共五处云"躁烦"者，除第296条是死证外，余者均非言"死"。如第4条"若躁烦，脉数急者，为传也。"第269条"伤寒六七日，无大热，其人躁烦者，此阳去入阴故也"等等。可见，"烦躁"与"躁烦"，按仲师之本意而言实无强求区别之必要。

成氏阐释病机，十分重视对病证阴阳寒热、虚实表里的辨别，如"烦躁"证，谓："烦躁之由，有邪气在表而烦躁者，有邪气在里而烦躁者，又因火劫而烦躁者，有阳虚而烦躁者"，并一一举例分析，提纲挈领，重点突出。大青龙汤证之烦躁，是邪气在表，阳郁为热所致；阳明热实，不大便，绕脐痛，烦躁，是邪气在里，热结腑实所致；太阳病，火劫令大汗出，火热入胃，烦躁者，是火劫迫津阳盛所发；干姜附子汤、茯苓四逆汤证之烦躁，是阳虚而致；吴茱萸汤证之烦躁欲死，是阴盛所发等等。诸此，可以看作是成氏对《伤寒论》辨证论治方法中"八纲辨证"的精准提炼和发挥。

懊憹第二十一

伤寒懊憹，何以明之？懊者，懊恼之懊；憹者，郁闷之貌。即心中懊懊恼恼，烦烦憹憹，郁郁然不舒畅，愦愦然无奈。比之烦闷而甚者，懊憹也。由下后表中阳邪乘虚内陷，郁而不发，结伏于胸心之间，故如是也。经曰：表未解，医反下之，胃中空虚，客气动膈，心中懊憹。又曰：下之益烦，心中懊憹如饥。即是阳气内陷，为诸懊憹也。其治之法，或吐之，或下之。若发汗吐下后，虚烦不得眠，剧者必反覆颠倒，心中懊憹；与阳明病下之，其外有热，手足温而不结胸，心中懊憹，饥不能食，但头汗出。二者为邪热郁于胸中，当须栀子豉汤吐之，以涌其结热也。阳明病下之，心中懊憹而烦，胃中有燥屎者；与阳明病无汗，小便不利，心中懊憹者，必发黄。二者为邪热结于胃中，当须大承气汤、茵陈汤攻之，以涤其内热也。识诸此者，吐下之不差，汤剂之适当，则无不愈者。一或当汗反吐，疗热以温，则变证百出，斑出黄生者多矣。其为医者，请精究之。

【点评】指出懊憹的含义，即"心中懊懊恼恼，烦烦憹憹，郁郁然不舒畅，愦愦然无奈"，懊憹，比之烦闷为甚。李中梓《伤寒括要》又谓：懊憹"比之烦躁，殆有甚焉"。

成氏认为，懊憹一证，多由太阳阳明病发汗吐下后，阳邪乘虚内陷，郁而不发，结于胸心之间所致，故治以栀子豉汤以清热除烦；若阳明病下之，心中懊憹而烦，胃中有燥屎者，治以大承气汤以攻下燥屎。此外，湿热郁蒸发黄症，郁热上扰胸膈，亦致"心中懊憹"，如《伤寒论》第199条："阳明病，无汗，小便不利，心中懊憹者，身必发黄"，治以茵陈蒿汤；《金匮要略·黄疸病脉证并治》曰："酒黄疸，心中懊憹或热痛，栀子大黄汤主之"。从这种意义上看，心中懊憹可作为发黄的客观指标。正如柯琴在《伤寒来苏集》所说："无汗，小便不利是发黄之原，心中懊憹是发黄之兆。"

总之，懊憹或因郁热，或因燥屎热实，或因湿热蕴阻，皆是郁热扰于胸膈所致，论治则选用栀子豉汤、大承气汤、茵陈蒿汤等清热、攻下之剂。清·张璐《伤寒绪论·懊憹》又云："温热病，懊憹，为热毒蕴于膈上，凉膈解毒选用。"正由于此，成氏特别强调要"识诸此证"，为医者应"精究"治法，正确选方遣药。如用辛温之药治疗温热、湿热之疾，势必助热生火，导致发黄、发斑等变证，贻患无穷。成氏之训戒，应当牢记。

舌上胎①第二十二

伤寒舌上胎，何以明之？舌者，心之官，法应南方火，本红而泽。伤寒三四日已后，舌上有膜，白滑如胎，甚者或燥，或涩，或黄，或黑，是数者，热气浅深之谓也。邪气在表者，舌上即无胎；及邪气传里，津液结搏，则舌上生胎也。寒邪初传，未全成热，或在半表，或在半里，或邪气客于胸中者，皆舌上胎白而滑也。经曰：舌上如胎者，以丹田有热，胸中有寒，邪初传入里者也。阳明病，胁下硬满，不大便而呕，舌上白胎者，可与小柴胡汤，是邪气在半表半里者也。阳明病若下之，则胃中空虚，客气动膈，心中懊恼，舌上胎者，栀子豉汤主之，是邪客于胸中者也。脏结宜若可下，舌上胎滑者，则云不可攻也，是邪未全成热，犹带表寒故也。及其邪传为热，则舌之胎不滑而涩也。经曰：伤寒七八日不解，热结在里，表里俱热，时时恶风，大渴，舌上干燥而烦，欲饮水数升者，白虎加人参汤主之。是热耗津液，而滑者已干也。若热聚于胃，则舌为之黄，是热已深也。《金匮要略》曰：舌黄未下者，下之黄自去。若舌上色黑者，又为热之极也。《黄帝针经》曰：热病口干舌黑者死。以心为君主之官，开窍于舌。黑为肾色，见于心部，心者火，肾者水，邪热已极，鬼贼相刑②，故知必死。观其口舌，亦可见其逆顺矣。

【点评】舌诊起源较早，在《内经》中已有描述，但语焉不详。张仲景所著《伤寒杂病论》中已有不少有关舌诊的记载。成无己在《伤寒明理论》特列"舌上胎"一节，把《伤寒杂病论》中有关舌诊的条文加以汇集和说明，开创了舌诊研究之先河，对后世研究

---

① 胎：同苔。
② 鬼贼相刑：形容病情危重，有水乘火位而克之之意。

舌诊具有重要的启发作用。

成氏论舌，要点有二。一是指出正常的舌色是红色。他是基于藏象理论，从心开窍于舌，法应南方火立论，得出舌"本红而泽"之结论的。二是概括了伤寒病过程中所见各种舌苔及其主病、产生机制、治疗方药、转归及其预后等。正常人的舌象应为舌质淡红润泽，柔软灵活，舌苔薄白均匀，干湿适中。患伤寒病时，舌苔会出现以下几种情况：一曰"无苔"，为邪气在表。所谓"无苔"，可以理解为与正常舌苔相比变化不大。二曰有苔，即"舌上生苔"，为"邪气传里，津液搏结"所生成。在成氏看来，"舌上有膜，白滑如苔，甚者或燥，或涩，或黄，或黑"，可代表"热气之浅深"，所以通过舌苔的变化可以审知病因、辨证用药、判断预后。从舌苔颜色之变化而言，舌苔从苔白变黄到变黑，是邪热由表入里，由浅入深的病变反应。舌上白苔，是由于"寒邪初传，未全成热，或在半表，或在半里，或邪气客于胸中"。若邪在半表半里，治用小柴胡汤；若邪热客于胸中，治用栀子豉汤。若热邪深入，聚于胃，则舌为之黄，为黄苔，治用下法。如《金匮要略·腹满寒疝宿食病脉证治》所说："舌黄未下者，下之黄自去。"若舌上色黑者，为黑苔，为热结少阴，真阴被灼，乃"热之极"，预后不良。热病见黑舌都是难以救治的危重病证，故成氏引《黄帝针经》："热病口干舌黑者死。"从舌之润滑燥干之变化而言，舌苔白而滑者，或为"邪未全成热，犹带表寒"，或为"丹田有热，胸中有寒"。而邪传为热，则舌之苔不滑而涩。如《伤寒论》白虎加人参汤证有"舌上干燥而烦"和"口干舌燥"，反映了里热炽盛，津液耗伤，诚如成氏所总结："舌上干燥而烦，是热耗津液，而滑者已干也。"迄今临床上仍以舌之燥润作为津液亏盈的主要指标。

但是，成氏把脏结病"舌上白苔滑者"释为"邪未全成热，犹带表寒"似属欠妥。脏结是脾肾衰败，阴寒内盛之病症，所以，张仲景《伤寒论》第 129 条谓："脏结，舌上白苔滑者，难治。"130 条指出："脏结无阳证，……舌上苔滑者，不可攻也。"这也说明仅凭苔白滑并不能确定是否有热象，还应结合舌质及其他辨证资料综合分析，方能全面。

此外，张仲景在《金匮要略·惊悸吐衄下血胸满瘀血病脉证治》谓："病人胸满，唇痿舌青，口燥，但欲漱水不欲咽，无寒热，其人言我满，为有瘀血。"其中，舌青作为瘀血之舌象非常有临床意义，应该值得总结和重视。

衄血第二十三

伤寒衄血，何以明之？鼻中血出者是也。杂病衄者，责热在里；伤寒衄者，责热在表。何以言之？《病源》曰：心主血，肝藏血，肺主气，开窍于鼻。血得热则散，随气上从鼻中出，则为衄。是杂病者，责在里热也。经曰：伤寒脉浮紧，不发汗，因致衄者，宜麻黄汤。伤寒不大便六七日，头痛有热者，与小承气汤。其小便清者，知不在里，仍在表也，当须发汗。若头痛者，必衄，宜桂枝汤。以此观之，是伤寒衄者，责其表热也。《千金翼》曰：吐血有三种：一曰肺疽，二曰伤胃，三曰内衄。既吐血家谓之内衄，则其鼻中出血者，可谓之外衄，是经络之血妄行也。经络热盛，阳气拥重，迫血妄行，出于鼻则为衄。经曰：其人发烦，目瞑，剧者必衄，衄乃解，所以然者，阳气重故也。又曰：阳盛则欲衄，阴虚小便难，言衄为经中热盛也。凡伤寒脉浮，鼻中燥，口燥，但欲漱水，不欲咽者，是欲衄也。经曰：阳明病，口干，鼻燥，能食者则衄。又有不应发汗而强发汗，因致衄者。经曰：少阴病，但厥无汗，而强发之，必动其血，未知从何道出，或从口鼻，或从目出，是名下厥上竭，为难治是也。衄家虽为邪热在经，而又不可发汗。经曰：衄家不可发汗，发汗则额上陷，脉急紧，直视不能眴，不得眠。前云：桂枝汤、麻黄汤治衄者，非治衄也，即是发散经中邪气耳。若邪气不得发散，壅盛于经，逼迫于血，则因致衄也。即非桂枝、麻黄汤专治衄也。太阳病，脉浮紧，发热，身无汗，自衄者愈，是经中之邪，随血而散则解矣。故知衄者，不待桂枝汤、麻黄汤发散之也。衄者，若但头汗出，身无汗，及汗出不至足者，死。黄帝又皆以为不治之疾。临病之际，审而治之，则不失矣。

【点评】衄血，是指鼻中出血。衄血多由热邪所致，如成氏所说："肺开窍于鼻，血得热则散，随气上从鼻中出，则为衄。"但要区别伤寒衄血与杂病衄血病因之异同。伤寒衄者，责热在表；杂病衄者，责热在里。此论对后世医家有一定影响，如《伤寒大白·衄血》谓："杂症门，衄血为里证，宜清里；外感门，衄血属表证，宜散表。故曰外感衄血，邪热在经，但有经络之分，总无寒热之异，同归表热而已。"

《伤寒论》中论衄，主要有三种：第一，太阳病衄血。其中有风寒表实，自衄者愈(47条)，是"经中之邪，随血而散则解"。伤寒失汗致衄，是邪寻出路的一种表现形式，郁热之邪可借衄而泄，病情随之减轻或愈。有表实应用发汗剂后见衄者(46条)，是"经络热盛，阳气拥重，迫血妄行，出于鼻则为衄"。因血汗同源，邪不从汗解，便从衄解。此时衄以泄邪，故称为"红汗"。有伤寒表实致衄，麻黄汤主之者(55条)。伤寒表实，虽衄但"点滴不成流"，邪热未得大泄，气机闭窒，表实仍不得解。此时，仍可用"发散经中邪气"的麻黄汤主之。以上三条，虽均为衄，但病机转归有异，应加以鉴别。对此，成氏强调指出："桂枝汤、麻黄汤治衄者，非治衄也，即是发散经中邪气耳。"又谓："衄者，不待桂枝汤、麻黄汤发散之也。"相互参斟，其义明矣。

第二，阳明病衄血。热在阳明，迫血妄行，随经上逆，则发鼻衄。如"阳明病，口燥，但欲漱水，不欲咽者，此必衄。"（202条）第三，少阴发汗动血致衄。此外，太阳中风，以火劫发汗，伤阴助火，迫血妄行，亦为衄血。对于阳明血热致衄和少阴动血致衄之论治，当随证选用清热凉血，或滋阴清热，养血和营之方，如黄芩芍药汤、犀角地黄汤、清营汤等。《伤寒大白》说："余按仲景用麻黄汤治衄，乃是太阳经寒邪未散，脉浮紧之衄；东垣用黄芩芍药汤治衄，乃是表散血热，脉不浮紧而微者……用犀角地黄汤治衄者，是表邪解，脉沉数，里热甚，宜清热之衄也。"

哕第二十四

伤寒哕者，何以明之？哕者，俗谓之咳逆者是也。饐①，近于哕，饐者，但胸喉间气，饐塞不得下通，然而无声也。若哕，则吃吃然有声者是也。哕者成金也，胃受疾故哕。哕也，饐也，皆胃之疾，但轻重有差尔。虚寒相搏，反饮水令汗大出，水得寒气，冷必相搏，其人即饐，言胃气虚竭也。伤寒大吐大下之后，极虚，复极汗出者，其人外气怫郁，复与之水，以发其汗，因得哕。所以然者，胃中寒冷故也。又胃中虚冷，不能食者，饮水则哕。即是观之，哕、饐，皆胃疾可知矣。经曰：趺阳脉浮，则为气饐，脉滑则为哕，此为医咎，责虚取实之过也。大抵妄下之后，胃虚气逆，则成哕也。经曰：湿家若下之太早则哕，本虚攻其热则哕，而阳明病，不能食，攻其热必哕。诸如此者，皆下之后，胃虚而哕者也。然饐者，正为水寒相搏，必曰小青龙汤去麻黄加附子而可矣。至于哕者，则又热气拥郁，气不得通而

---

① 饐（yè 业）：同"噎"，气结不通之意。

成者也。轻者有和解之证，重者有攻下之候。经曰：有潮热，时时哕，与小柴胡汤者，即是和解之证也。哕而腹满，视其前后，知何部不利，利之即愈，即可攻下之候也。伤寒至于哕，则病已极也，非若渴烦等轻缓之候。如太阳中风，以火劫发汗，阴阳俱虚竭，身体枯燥，但头汗出，齐颈而还，腹满微喘，口干咽烂，或不大便，久则谵语，甚者至哕，是言其极也。又，不尿，腹满加哕者，不治，是为真病。其若是者，虽有神医之术，当斯脱绝之候，又何以措其手足哉？

【点评】哕，即今之呃逆。《素问·宣明五气》谓："胃为气逆，为哕、为恐。"其"哕"即指呃逆而言。元·朱丹溪《丹溪心法·呃逆》明确指出："古谓之哕，近谓之呃。"金元之前，呃逆与哕二者同义，金元明初哕却指干呕，也称咳逆。故成氏曰：哕者，俗谓之咳逆是也。

成氏指出：哕应与噫相鉴别。从症状特点上看，两者同属气逆喉间疾患，但以有声无声为之辨，无声是噫，呃呃有声为哕。从病机特点上看，两者均是"胃之疾，但轻重有差尔"。其病机特点，噫证是水寒相搏，胃气虚竭；哕证是"胃虚气逆"。早在《灵枢·口问》就指出："谷入于胃，胃气上注于肺。今有故寒气与新谷气俱还入于胃，新故相乱，真邪相攻，气并相逆，复出于胃，故为哕。"可见呃逆之作，乃中焦先有寒气，与新入之谷气相乱，凝聚不行，逆而上出所致。《伤寒论》第380条谓："伤寒大吐大下之，极虚，复极汗者，其人外气怫郁，复与之水，以发其汗，因得哕。所以然者，胃中寒冷故也。"此哕，乃由胃中虚冷，复得与水，寒水相搏，其气上逆所致。又有妄下之后，胃虚而哕等等。故成氏概言之"胃虚气逆，则成哕也"，指出了哕证的主要病机。

综观《伤寒论》论哕，无论寒、热、虚、实证，皆可出现哕证，但主要是虚实两端。虚者如前述，多由胃中虚冷，胃失和降而成；而实者，成氏总结为"热气拥郁，气不得通"所致。轻者有和解之证，选用小柴胡汤；重者有攻下之候，如承气汤类。如《伤寒论》第381条谓："伤寒哕而腹满，视其前后，知何部不利，利之即愈。"哕与腹满并见，一般多属于实证。"视其前后"，若小便不利，则为蓄水；大便不利，则为腑实。蓄水宜通利小便；腑实宜通利大便。

哕若并发在一些严重疾病之晚期，常为难治和预后不良的征象。如《素问·宝命全形》云："病深者，其声哕。"《伤寒论》第232条曰："若不尿，腹满加哕者，不治。"诚如成氏所指出："伤寒至于哕，则病已极也。"临证时应识别哕证之危候，以明死生。

咳第二十五

伤寒咳者，何以明之？咳者，謦咳①之咳，俗谓之嗽者是也。肺主气，形寒饮冷则伤之，使气上而不下，逆而不收，冲击膈咽，令喉中淫淫如痒，习习如梗，是令咳也。甚者续续不已，连连不止，坐卧不安，语言不竟②，动引百骸，声闻四近矣。咳之由来，有肺寒而咳者，有停饮而咳者，有邪气在半表半里而咳者，虽同曰咳，而治各不同也。《内经》曰：肺之令人咳，何也？皮毛者肺之合也，皮毛先受寒气，寒气以从其合也。其寒饮食入胃，从肺脉上至于肺，肺寒则外内合邪，因而客之，则为咳嗽者，是肺寒而咳也。伤寒表不解，心下有水气，干呕，发热而咳，小青龙汤主之。少阴病腹痛，小便不利，四肢沉重疼痛，自下利者，此为有水气，其人或咳者，真武汤加五味

---

① 謦（qǐng 请）咳：指咳嗽。謦，指咳嗽声。
② 语言不竟：指语言不能连续。竟，完、尽之意。

子、细辛、干姜主之。二者是停饮而咳者也。虽皆为水饮所作，而小青龙汤所主，为水饮与表寒相合而咳者；真武汤所主，为水饮与里寒相合而咳者，又不可不知也。伤寒中风，往来寒热，胸胁苦满，默默不欲饮食，心烦喜呕，或咳者，小柴胡汤去人参、大枣、生姜，加干姜、五味子主之。少阴病四逆，其人或咳者，四逆散加干姜、五味子主之。二者是邪气自表传里而咳者，虽皆为邪气传里，而小柴胡汤所主，为阳邪传里，动肺而咳者；四逆散所主，为阴邪传里，动肺而咳者，又不可不识也。表寒也，里寒也，协水饮则必动肺，以形寒寒饮则伤肺故也；阳邪也，阴邪也，自表传里，则必动肺，以脏真高于肺故也。咳为肺疾，治之必发散而可矣。而又有不可发汗者，经曰：咳而小便利者，不可发汗，发汗则四肢厥逆冷。又曰：咳而发汗，蜷而苦满，腹中复坚。兹虽逆也，又脉散者，为心火刑于肺金，鬼贼相刑必死。临病之侧，可不察之？

【点评】指出咳嗽发生的总病机和具体症状特点。成氏列举伤寒见咳主要有三。一是肺寒而咳。引《素问·咳论》释之，即外寒袭表涉肺，内寒迫肺，内外合邪，而致肺寒咳嗽。二是停饮而咳。有小青龙汤证和真武汤证之不同，两者虽均为饮邪犯肺致咳，但前者是外寒兼水饮，故治以散寒解表，温肺化饮；后者是内寒兼水饮，即少阴阳虚水泛，故治以温肾化气，温阳制水。三是邪气自表传里而咳。可见于小柴胡汤证和四逆散证。成氏认为，小柴胡汤证之咳病在少阳，是"阳邪传里，动肺而咳"；四逆散证之咳病在少阴，为"阴邪传里，肺动而咳"。

需要指出的是，成氏此用"阳邪传里""阴邪传里"来分别解释以上两方证致咳之病机，可能是基于传经理论而言，但有艰涩难懂之嫌。实际上，综观仲景用药治咳，无论在小柴胡汤证、四逆散证，还是小青龙汤证、真武汤证、苓甘五味姜辛汤证，均配伍干姜、五味温肺散寒，化饮止咳。因为上述诸方证，在病机上都与水饮有关系。就小柴胡汤证而言，是少阳枢机不利，影响三焦通调水道功能，水饮犯肺则咳；四逆散证是"阳郁阴遏"，水湿犯肺则咳。故论治前者是用小柴胡汤和解少阳为主，后者是用四逆散舒阳散郁为主，在水饮犯肺上，均加干姜、五味子，其温肺化饮止咳之用意可知。由此亦可见，仲景将因寒致咳、因饮致咳作为重点。

咳为肺疾，多用发散宣肺之法治之。但咳嗽又由多种原因所致，应辨证求因以施治。成氏引用《伤寒论·辨不可汗病脉证并治第十五》文，提出属肾阳虚衰致咳或肺经虚冷致咳，均不可发汗，应以温阳为主。要知常达变，方不致误。

喘第二十六

伤寒喘者，何以明之？肺主气，形寒饮冷则伤肺，故其气逆而上行，冲冲而气急，喝喝而息数，张口抬肩，摇身滚肚，是为喘也。伤寒喘者，有邪气在表，气不利而喘者；有水气之气射肺而喘者，各不同也。喘家作，桂枝加厚朴杏仁汤。太阳病，头痛，发热，身疼腰痛，骨节疼痛，恶风，无汗而喘者。发汗后，饮水多必喘；以水灌之亦喘。伤寒心下有水气，干呕，发热而咳，或喘者，小青龙汤去麻黄加杏仁主之。是欲发散水寒也。经曰：喘而汗出者，与葛根黄芩黄连汤以利之。汗出而喘者，与麻黄杏子甘草石膏汤以发之。二者如何而然也？且邪气内攻，气逆不利而喘者。因喘而汗出，见其邪气在里也，虽表未解，未可和之。若邪气外盛壅遏，使气不利而喘者，虽汗而喘不已，见其邪气在表也，虽经汗、下，亦可发之，此亦古人之奥义。伤寒止于邪气在表而喘者，心腹必濡而不坚。设或腹满而喘，则又为可下之证。经曰：短气，腹满而喘，有潮热者，此外欲解，可攻里也，为因满胀而喘矣。又或邪气内盛，正气欲脱，气壅上逆，亦主喘也。经曰：直视谵语，喘满者死。又汗出发润，喘不休者，此为肺绝。身汗如油，喘而不休，此为命绝。皆为不治之喘也。省疾问病，更宜消息。

【点评】喘以呼吸急促，喘息有声，甚至张口抬肩，鼻翼煽动为特征。成氏论喘要点有三，一是指出伤寒喘证的病机：主要由于邪气在表、肺气不利和水气之气射肺致喘。例如麻黄汤证之喘是风寒外束，肺气不宣；桂枝加厚朴杏子汤证之喘是素有宿疾，又患外感，引动喘疾；小青龙汤证之喘是外有风寒，内有水饮，肺气不宣。二是例举热证、实证之喘，重点对葛根黄芩黄连汤之"喘而汗出"证与麻黄杏子甘草石膏汤之"汗出而喘"证提出鉴别。在病机上，二者均是"邪气（邪热）内攻，气逆不利而喘"，但麻黄杏子甘草石膏汤证是表热入里，肺热壅盛，气逆不降而作喘。故用麻黄杏仁甘草石膏汤以宣肺平喘，清透肺热。葛根黄芩黄连汤证是表热内陷大肠，形成肠热下利；肠热上迫于肺，肺气不利而作喘；肠热外蒸于表，津液外泄而汗出。其症状特点是下利，喘而汗出，而其腹必濡而不坚。因为"虽表未解，未可和之"，故用葛根黄芩黄连汤以外散表邪，内清肠热。成氏总结为"喘而汗出者，与葛根黄芩黄连汤以利之；汗出而喘者，与麻黄杏子石膏汤以发之。"一"利"一"发"，治法有别，寓意深刻。至于阳明病，腹满而喘，有潮热者，为燥屎内结，浊气上攻所致，治以承气汤。三是指出喘的不治之证，如阳明燥而热盛，喘而循衣摸床，以及肺绝而喘，均属病情危重之喘，预后不良。

呕吐第二十七

伤寒呕吐，何以明之？呕者，有声者也，俗谓之哕；吐者，吐出其物也，故有干呕，而无干吐。是以于呕则曰食谷欲呕，及吐则曰饮食入口即吐。则呕吐之有轻重可知矣。伤寒呕，有责于热者，有责于寒者。至于吐家，则悉言虚冷也。经曰：太阴之为病，腹满而吐，食不下，自利益甚，时腹自痛。又曰：胃中虚冷故吐也。呕家则不然，呕有热者，有寒者，有停饮者，有胃脘有脓者，皆当明辨之。呕而发热者，柴胡汤证具；与其呕不止，心下急，郁郁微烦，大柴胡汤主之者，是邪热为呕者也。膈上有寒饮，干呕者，不可吐也，当温之；与其干呕，吐涎沫，头痛者，吴茱萸汤主之，是寒邪为呕者也。先呕后渴者，此为欲解；先渴后呕者，为水停心下，此属饮家，是停饮呕者。呕家有痈脓，不须治，脓尽自愈，是胃脘有脓而呕也。诸如此者，虽有殊别，大抵伤寒表邪欲传里，里气上逆，则为呕也。是以半表半里证多云呕也。伤寒三日，三阳为尽，三阴当受邪，其人反能食而不呕，此为三阴不受邪。是知邪气传里者，必致呕也。至于干姜附子汤证云：不呕不渴，为里无热；十枣汤证云：干呕短气，汗出不恶寒者，此表解里未和也。即此观之，其呕为里热明矣。呕家之为病，气逆者必散之，痰饮者必下之。《千金》曰：呕家多服生姜，此是呕家圣药，是要散其逆气也。《金匮要略》曰：呕家用半夏以去其水，水去呕则止，是要下其痰饮也。呕多，虽有阳明证，不可攻者，谓其气逆而未收敛未实也。其呕而脉弱，小便复利，身有微热，见厥者，已为难治，盖谓其虚寒之甚也。医者必审其邪气之虚实，疾证之逆顺，为施药丸，治则当矣。

【点评】《伤寒论》全书有65段条文记述了呕吐一症，可知关于呕吐的辨治内容十分丰富。成氏阐述了呕与吐的概念和区别，即呕者，声物俱出；吐者，有物无声。诚如《医经溯洄集》所概括："夫仲景以声物兼出而名为呕，以物出而名为吐，以声独出而名为干呕。"

成氏论呕吐，要点有三。一是概括呕吐的病机为"呕家有热者，有寒者，有停饮者，有胃脘有脓者"，"至于吐家则悉言虚冷也"。邪热为呕者，如大、小柴胡汤证。寒邪为呕者，如太阴脾阳虚衰，寒湿内盛之"腹满而吐"；厥阴肝寒犯胃，浊阴上逆所致"干呕，吐涎沫"等。停饮为呕者，如"先渴后呕者，为水停心下"。还有胃脘有脓而呕者。除了成氏所例举外，《伤寒论》第359条"寒格，更逆吐下，若食入口即吐"，则是寒热失和为呕，治以干姜黄芩黄连人参汤。二是认为呕吐症是邪气传里，里气上逆的表现。因此，呕吐一症的存在与否，可作为判断病邪传变的依据之一。在《伤寒论》中，"伤寒一日，太阳受之……颇欲吐……为传也"（4条）。"伤寒三日，三阳为尽，三阴当受邪，其人反能食而不呕，此为三阴不受邪也"（270条）均属于此。呕吐与否，还是重要的鉴别诊断，把握病机的依据。如干姜附子汤证云：不呕不渴为里无热；十枣汤证云：干呕短气，汗出不恶寒者，此表解里未和也。三是提出呕吐的治疗大法，即"气逆者，必散之；痰饮者，必下之"。针对浊气上逆，用辛温之品之生姜散其逆气，生姜为"呕家圣药"；治其痰浊留饮，用燥湿和胃降逆之半夏以去其痰饮。又从呕吐之虚实辨证两个方面指导治法与判断疾病之预后。若"伤寒呕多，虽有阳明证，不可攻之。"以呕多，提示少阳未解，不可攻下；若成阳明腑实，则可用攻下法治之。若"呕而脉弱，小便复利，身有微热，见厥者"，是阳衰阴盛，"虚寒之甚"，预后不良，当急以四逆汤扶阳救阴，以观后效。故成氏最后提醒医者"必审其邪气之虚实，疾证之逆顺，为施药丸，治则当矣。"

悸第二十八

伤寒悸者，何以明之？悸者，心忪①是也。筑筑惕惕然动，怔怔忪忪，不能自安者是矣。心悸之由，不越二种：一者气虚也，二者停饮也。伤寒二三日，心中悸而烦者，小建中汤主之。少阴病，四逆，其人或悸者，四逆散加桂五分。是气虚而悸者也。饮水多，必心下悸，是停饮而悸者也。其气虚者，由阳气内弱，心下空虚，正气内动而为悸也。其停饮者，由水停心下，心为火而恶水，水既内停，心不自安，则为悸也。又有汗下之后，正气内虚，邪气交击，而令悸者，与气虚而悸者，则又甚焉。太阳病，发汗过多，其人又手自冒心，心下悸。太阳病，若下之，身重，心下悸者，不可发汗。少阳病，不可吐下，吐下则悸而惊。少阳病，不可发汗，发汗则谵语，此属胃，胃和则愈，胃不和则烦而悸。是数者，皆汗后协邪者，与其气虚而悸者，有以异也。或镇固，或化散之，皆须定其气浮也。又饮水过多，水饮不为宣布，留心下，甚者则悸。《金匮要略》曰：食少饮多，水停心下，甚者则悸。饮之为悸，甚于他邪，虽有余邪，必先治悸。何者？以水停心下，若水气散，则无所不之，浸于肺则为喘为咳，传于胃则为哕为噎，溢于皮肤则为肿，渍于肠间则为利下，不可缓之也。经曰：厥而心下悸，宜先治水，与茯苓甘草汤，后治其厥；不尔，水渍于胃，必作利也。厥为邪之深者，犹先治水，况其邪气浅者乎！医者可不深究之？

【点评】悸，指心悸。成氏描述了病人自觉心中悸动，惊惕不安，甚则不能自主的状态；对悸之病机，概括有二，一是气虚致悸；二是停饮致悸。

① 忪(zhōng 中)：惊惧不安。

气虚致悸者，如小建中汤证是因阳气虚弱，不能温养心脉，而见心中悸而烦。若结合他在《注解伤寒论》中对本条"心中悸而烦"的注解，即"心悸者，气虚也；烦者，血虚也。以气血内虚，与小建中汤先建其里"，可以把"气虚而悸"，理解为"因虚致悸"。如"伤寒，脉结代，心动悸"，为心阴阳两虚，故治以炙甘草汤滋阴养血，通阳复脉。发汗过多，其人叉手自冒心，心下悸者，是发汗过多，心液耗伤，阳随汗泄，心阳虚损，成氏称其为气虚而悸"又甚"者焉，方用桂枝甘草汤温补心阳。至于四逆散证的或然证，其人或悸者，加桂五分，成氏亦谓"气虚而悸"，尚须斟酌。受其影响，张令韶解释为"悸者，心气虚也，加桂枝以保心气。"实际上，加桂枝有温壮心阳之意。后世亦有医家认为四逆散证之悸是阳郁失宣所致，可参考。

停饮致悸，是由于"水停心下"，治当通阳化饮。可见于茯苓甘草汤证、真武汤证、小半夏茯苓汤证等。由于饮邪为病，随气流动，无处不到，如成氏所举"浸于肺则为喘为咳，传于胃则为哕为噎，溢于皮肤则为肿，渍于肠间则为利下……"所以，论治宜先治水，"若水气散，则无所不之"。《伤寒论》第356条云："伤寒厥而心下悸者，宜先治水，当服茯苓甘草汤，却治其厥；不尔，水渍入胃，必作利也。"成氏总结仲景之说，特别强调"犹先治水"的重要性，颇有临床指导价值。又因为水饮内停多因阳气内虚所致，所以仲景治饮还非常重视温阳药物的应用，温阳与化饮利水并举，"病痰饮者，当以温药和之"，以收全功。

《伤寒论》第264条谓少阳病，不可吐下，"吐下则悸而惊"。吐下则正气损伤，胆气虚损，其人则心悸而烦。第265条谓少阳病，不可发汗，"发汗则谵语，此属胃，胃和则愈，胃不和，则烦而悸"。因误汗，邪热传胃，津伤热盛，则发谵语；"胃为少阳木邪干之，故烦而悸"（《注解伤寒论》）。对于上述少阳病误汗、吐、下致心悸，成氏指出与气虚而悸有异，是"汗（吐、下）

后挟邪"致悸，故其治疗原则是"或镇固，或化散"，镇固是用镇潜之法，药如龙骨、牡蛎之属；化散是祛除邪气。

基于上述，李中梓在《伤寒括要·惊悸》谓："按惊与悸，虽有分别，总皆心受伤也。阳气内伤，法当镇固；因水饮停留，法当疏通。饮之为患，甚于他邪，虽有余邪，必先治水。"此论挖掘于仲景，传承于成氏，简明扼要，对心悸治法的确立颇有指导意义。

渴第二十九

伤寒渴者，何以明之？渴者，里有热也。伤寒之邪，自表传至里，则必有名证，随其邪浅深而见焉。虽曰一日在皮，二日在肤，三日在肌，四日在胸，五日在腹，六日入胃，其传经者，又有证形焉。太阳主气，而先受邪，当一二日发，头项痛而腰脊强者是矣。太阳传阳明，则二三日发，身热目疼，鼻干不得卧也。阳明传少阳，则三四日发，胸胁痛而耳聋。此三阳皆受病，为邪在表，而犹未作热，故不言渴。至四五日，少阳传太阴经，邪气渐入里，寒邪渐成热，当是时也，津液耗少，故腹满而嗌干。至五六日，太阴传少阴，是里热又渐深也。当此之时，则津液为热所搏，渐耗而干，故口燥舌干而渴。及至六七日，则少阴之邪，传于厥阴。厥阴之为病，消渴，为里热已极矣。所谓消渴者，饮水多而小便少者是矣，谓其热能消水也。所以，伤寒病至六七日，而渴欲饮水，为欲愈之病，以其传其经尽故也。是以厥阴病云：渴欲饮水，少少与之愈者是也。邪气初传入里，热气散漫，未收敛成热，熏蒸焦膈，搏耗津液，遂成渴也。病人虽渴，欲得饮水，又不可多与之。若饮水过多，热少不能消，故复为停饮诸疾。经曰：凡得时气病至五六日，而渴欲饮水，饮不能多，勿多与也。何者？以腹中热尚少，不能消之，便更与人作病也。若大渴欲饮水，犹当依证与之。与之常令不足，勿极意也，言能饮一斗与五升。又曰渴欲饮水，少少与之，但以法救之，渴者，宜五苓散。至于大渴欲饮水数升者，白虎加人参汤主之。皆欲润其燥而生津液也。凡得病反能饮水，此为欲愈之病。其不晓病者，但闻病饮水自差，小渴者，乃强与饮之，因成大祸，不可复救。然则悸动也，支结也，喘咳噎哕，干呕肿满，下利，小便不利，数者皆是饮水过伤。而诊病之工，当须识此，勿令误也。

【点评】首先必须明确的是，成氏论渴的大部分内容是引用了《伤寒例》中关于六经传变的条文或者是他对相应条文的注解。《伤寒例》宗《素问·热论》论述的是热病，热病发展过程中外邪由表入里，由阳转阴，寒邪渐成热，热邪深入而耗津。所以，"病在三阳，为邪在表，而犹未作热，故不言渴"；病至太阴，热耗津液，则腹满而嗌干；病至少阴，热搏津液耗伤更甚，则口燥舌干而渴；病至厥阴，里热已极，则为消渴。故此，成氏把渴的总病机概括为"里有热也。伤寒之邪自表传至里，则必有名证，随其邪浅深而见焉"。

正是基于热病、"时气病"因"热消津液"而渴的病理基础，所以成氏根据口渴的程度及病变阶段不同，提出了不同的对策，如"渴欲饮水，少少与之愈"；"病人虽渴，欲得饮水，又不可多与之"；"若大渴欲饮水，犹当依证与之"；"若饮水过多，热少不能消，故复为停饮诸疾……渴者，宜五苓散"等等。这些内容若结合成氏《注解伤寒论·伤寒例》中的阐释，更容易理解。

口渴是一个常见的临床症状，《伤寒论》中提及口渴的条文有40处之多，内容极为丰富。其对渴的症状描述有烦渴、消渴、燥渴、大渴、大烦渴、欲饮水等各异，其产生的病变机制也多有不同。就六经渴证与《伤寒例》所论相比较，在三阴篇，病在太阴，是太阴虚寒，"自利不渴者，属太阴也"。在少阴，少阴热证则多见口渴；少阴寒证一般不渴，但亦偶有口渴者，乃因阳虚不能蒸化，气液不能上蒸所致，所以渴是喜热饮而不多。而在太阳篇、阳明篇亦多有口渴，如热盛伤津的白虎加人参汤证，湿热蕴结的茵陈蒿汤证，阴虚水热互结的猪苓汤证等等。值得注意的是，这些内容，成氏在本论分析偏少，需要我们认真研究并加以总结，才能全面领会和准确把握张仲景对口渴一证的辨证论治之精髓。

振第三十

伤寒振者，何以明之？振者，森然若寒①，耸然振动者是也。伤寒振者，皆责其虚寒也。至于欲汗之时，其人必虚，必蒸蒸而振，却发热汗出而解。振近战也，而轻者为振矣。战为正与邪争，争则为鼓栗而战；振但虚而不至争，故止耸动而振也。下后复发汗振寒者，谓其表里俱虚也。亡血家发汗，则寒栗而振者，谓其血气俱虚也。诸如此者，止于振耸尔。有振振欲擗地者，有身为振振摇者，二者皆发汗过多，亡阳经虚，不能自主持，故身为振摇也。又非若振栗之比。经曰：若吐若下后，心下逆满，气上冲胸，起则头眩，发汗则动经，身为振振摇者，茯苓桂枝白术甘草汤主之；太阳病，发汗不解，其人仍发热，心下悸，头眩，身𥆧动，振振欲擗地者，真武汤主之。二汤者，皆温经益阳，滋血助气之剂，经虚阳弱得之，未有不获全济之功者。

【点评】振者，有摇动、抖动之意。《伤寒论》中，大抵振的

① 森然若寒：森然，多木长貌；形容凉寒阴冷之状。

发生有三端：一是战汗的表现形式，其特点是振而战。二是血气俱虚致振，其特点是止于振耸。三是阳虚兼有水气为病，其特点是振且不能自主持，身为振振摇。

一是振而战。在本论，成氏首先阐述了"振"与"战"的相互关系及不同。在伤寒愈汗解的过程中，振与战均是汗解的一种外在表现，如《伤寒论》第101条："凡柴胡汤病证而下之，若柴胡证不罢者，复与柴胡汤，必蒸蒸而振，却复发热汗出而解。"由于误下之后，证虽未变，但正气毕竟受挫，值此借药力之助，正气奋起向外抗邪，而见"蒸蒸"振战，然后发热汗出而解。这是正邪交争，战汗作解的一种表现。所以，成氏言："至于欲汗之时，其人必虚，必蒸蒸而振，却发热汗出而解。振近战也，而轻者为振矣。战为正与邪争，争则鼓栗而战。"在伤寒欲汗解的这一过程中，振与战都是正邪交争的外在表现形式，振是战的前奏，在表现程度上振轻于战。对此，《伤寒指掌》表述的更加明确："战者，身体抖摇不定，如交争之象，有形外见也，振则一身振摇，比战近轻。"

伤寒病误治后，正邪相争，正复邪却作解的过程，除了"战汗"这一机转外，还可以表现为"振栗""自下利"。如《伤寒论》第110条："太阳病二日，反躁，反熨其背，而大汗出，大热入胃，胃中水竭，躁烦，必发谵语。十余日，振栗、自下利者，此为欲解也。"这里的"振栗""自下利"，与振栗战汗的道理相同，是正气来复，正邪激争，则先见振栗，后从下利而驱邪热外出，阴复阳和，病将向愈之兆。

二是止于振耸。成氏指出"伤寒振者，皆责其虚寒也"，概括了振的主要病机。下之后，复发汗，形成表里俱虚；亡血家，发汗，形成血气俱虚，其所致振的共同特征是"但虚而不至争，故止耸动而振"。

三是振且不能自主持，身为振振摇。见于《伤寒论》第67条：

"伤寒，若吐若下后，心下逆满，气上冲胸，起则头眩，脉沉紧，发汗则动经，身为振振摇者，茯苓桂枝白术甘草汤主之。"第82条："太阳病，发汗，汗出不解，其人仍发热，心下悸，头眩，身瞤动，振振欲擗地者，真武汤主之。"成氏认为二方证"皆发汗过多，亡阳经虚"所致，"二汤者，皆温经益阳，滋血助气之剂"。此解有偏颇之处，因为二者均是阳虚兼挟水气为病。在第67条，"发汗则动经，身为振振摇"，是由于脾虚水停，本不应发汗，却强发其汗，耗伤了周身经络的气血津液，水气浸渍，使筋脉失于濡养，不能自主而造成的，属于脾虚水停的变证。而第82条的振振欲擗地，则是由于水饮内停，阻遏阳气，起则头眩，使身体失去平衡，欲找寻外物支持，表现为"振振欲擗地"。他如《金匮要略·痰饮咳嗽病脉证并治》谓："膈上病痰……其人振振身瞤动，必有伏饮。"《伤寒论》第160条："伤寒吐下后发汗……八九日，心下痞硬，胁下痛，气上冲咽喉，眩冒，经脉动惕者，久而成痿。"其"振振身瞤动"和"眩冒，经脉动惕"的病机均在于阳虚水饮内停。因此，论治的原则是温阳化气行水，脾阳水停者，宜苓桂术甘汤；肾阳虚水泛者，宜真武汤。

战栗第三十一

伤寒战栗，何以明之？战栗者，形相类而实非一也。合而言之，战栗非二也；析而分之，有内外之别焉。战者，身为之战摇者是也，栗者，心战是也。战之与栗，内外之诊也，昧者通以为战栗也。通为战栗，而不知有逆顺之殊。经曰：胃无谷气，脾涩不通，口急不能言，战而栗者。即此观之，战之与栗，岂不异哉？战之与振，振轻而战重也；战之与栗，战外而栗内也。战栗者，皆阴阳之争也。伤寒欲解，将汗之时，正气内实，邪不能与之争，则便汗出而不发战也。邪气欲出，其人本虚，邪与正争，微者为振，甚者则战，战退正胜而解矣。经曰：病有战而汗出，因得解者，何也？其人本虚，是以发战者是也。邪气外与正气争则为战，战其愈者也；邪气内与正气争则为栗，栗为甚者也。经曰：阴中于邪，必内栗也。表气微虚，里气不守，故使邪中于阴也。方其里气不守，而为邪中于正气，正气怯弱，故成栗也。战者正气胜，栗者邪气胜也。伤寒六七日，欲解之时，当战而汗出。其有但心栗而鼓颔①，身不战者，已而遂成寒逆。似此证多不得解，何者？以阴气内盛，正气太虚，不能胜邪，反为邪所胜也。非大热剂与其灼艾，又焉得而御之？

【点评】成氏引用《伤寒论》"平脉法"和"辨脉法"的有关条文，对战与栗在临床表现、病因病机、转归及预后等方面加以区别，并进而指出了栗的主要病机和治疗原则。

成氏认为，战与栗"形相类而实非一"。从临床表现看，战，是身为之战摇，即全身发抖；栗是心战，即有心抖之感，且可伴有口噤鼓颔之症。从病机上看，虽然两者都是"阴阳之争"，但其产生有"内外之别"。战是"邪气外与正气争"，正气抗邪外出，正胜邪却，战汗出而邪解病愈，所以"战者正气胜"，预后为顺。栗是"邪气内与正气争"，正气虚衰，无力抗邪，所谓"邪中于正气，正气怯弱，故成栗。"栗是"邪气胜"，预后为逆。由于栗"以阴气太盛，正气太虚，不能胜邪，反为邪所胜"，所以，在治疗上，必须用大辛大热之剂，如四逆汤之类，或者用灸法，以回阳破阴救逆。

本论充分体现了正气在人体生理病理中的关键作用。在正邪斗争中，若正气内实，则不发病；若正虚邪实，即会发病。如果正气虽虚，仍能抗邪，则可以通过"战汗"，使邪解病愈。若正

---

① 鼓颔：形容寒甚时发抖致上下齿不断叩击的样子。颔，下巴颏。

气太虚，不能胜邪，反为邪胜，就会致"栗"，变生重疾。因此，固护正气是人体健康之本。

四逆第三十二

伤寒四逆，何以明之？四逆者，四肢逆而不温者是也。积凉成寒，积温成热，非一朝一夕之故，其所由来者渐矣。伤寒始者，邪在皮肤，当太阳、阳明受邪之时，则一身手足尽热；当少阴、太阴受邪之时，则手足自温，是表邪渐缓而欲传里也。经曰：伤寒四五日，手足温而渴者，小柴胡汤主之。是太阳之邪，传之少阳也。伤寒脉浮，手足自温者，是为系在太阴，是少阳之邪传于太阴也。是知邪气在半表半里，则手足不热而自温也。至于邪传少阴，为里证已深，虽未至厥，而手足又加之不温，是四逆也。若至厥阴，则手足厥冷矣。经曰：少阴病，四逆，其人或咳，或悸，或小便不利，或腹中痛，或泄利下重者，四逆散主之。方用柴胡、枳实、芍药、甘草，四者皆是寒冷之物，而专主四逆之疾，是知四逆非虚寒之证也。又有四逆诸汤，亦治四逆手足寒，方用干姜、附子热药者，厥有旨哉。若手足自热而至温，从四逆而至厥者，传经之邪也，四逆散主之。若始得之，手足便厥而不温者，是阴经受邪，阳气不足，可用四逆汤温之。大须识此，勿令误也。四逆与厥相近而非也。经曰：诸四逆厥者，不可下，是四逆与厥有异也。吐利烦躁，见四逆者死，是恶见其四逆也。诊视之间，熟详究之。

【点评】指出"四逆"的概念为"四肢逆而不温"。认为"邪传少阴，为里证已深，虽未至厥，而手足又加之不温，是四逆也。若至厥阴，则手足厥冷矣"。他把"四逆"证界定在病在少阴，是以"传经"理论为基础的。在他看来，按着六经传变之序，病从太阳、阳明、少阳、太阴、少阴、厥阴，是由表入里的传变过程。"若手足自热而至温，从四逆而至厥者，传经之邪也"，病在太阳、阳明，是手足热；传至少阳，是手足温而渴；传至太阴，是手足自温；传至少阴，为里证已深，是手足逆而不温，甚则手足逆冷；传至厥阴，则为手足厥冷之厥证。正如成氏在《注解伤寒论》对四逆散证原文所注解："四逆者，四肢不温也。伤寒邪在三阳，则手足必热；传到太阴，手足自温；至少阴则邪热渐深，故四肢逆而不温也。及至厥阴，则手足逆冷，又甚于逆。四逆散以散传经之热也。"故在本论特别强调指出，四逆散所治四逆非虚寒之证。成氏传经之说对后世影响较大，如方有执在《伤寒论条辨》谓："人之四肢，温和为顺，故以不温和为逆，但不温和而未至于厥冷，则热犹为未入深也。"至喻嘉言在《尚论篇》更谓"传经热邪至于手足，四逆最当辨析。"徐大椿《伤寒论类方》亦云："此乃少阴传经之热邪。"当然，亦有不少医家对此说提出疑义，目前比较集中的认识是本证四逆重在阳郁于里，不能达于四末。

至于少阴虚寒四逆，是"阴经受邪，阳气不足"，由于寒邪直中少阴，所以"始得之，手足便厥而不温"。治用四逆汤类，以温经回阳救逆。总之，四逆散、四逆汤同为治疗四逆证的主方，但病机不同，寒热虚实有别，临证时必须辨识准确，方不致误。成氏如此重视"四逆"辨证，其临床意义于此可见一斑。

厥第三十三

伤寒厥者，何以明之？厥者，冷也，甚于四逆也。经曰：厥者，阴阳气不相顺接便为厥。厥者，手足逆冷是也。谓阳气内陷，热气逆伏，而手足为之冷也。经曰：伤寒一二日至四五日，厥者必发热，前热者后必厥，厥深者热亦深，厥微者热亦微。是知内陷者，手足为厥矣。少阴病，但厥无汗，而强发之，必动其血，未知从何道出，或从口鼻，或从目出，是名下厥上竭。亦是言发动其热也。先热而后厥者，热伏于内也；先厥而后发热者，阴退而阳气得复也。若始得之便厥者，则是阳气不足，而阴气胜也。大抵厥逆为阴所主，寒者多矣，而又有进退之别。经曰：病厥五日，热亦五日，设六日当复厥，不厥者自愈；发热四日，厥反三日，复厥四日，厥少热多，其病自愈；厥四日，热反三日，复厥五日，其病为进。寒多热少，阳气退，故为进也。病至厥阴，传经尽也。当是之时，阳气胜阴，厥少热多，其病则愈。若或阴气反胜，阳不得复，厥多热少，其病则逆。厥为阴气至也，热为阳气复也。至于下利，则曰：先厥，后发热而利，必自止，见厥复利。厥者复为热，为阳气得复，而利必自止；热者便为厥，是阴气还胜也，故复下利矣。诸阳受气于胸中，邪气客于胸中，郁郁留结，则阳气不得敷布，而手足为之厥。经曰：手足厥冷，脉乍紧，邪结在胸中，心中满而烦，饥不能食，病在胸中，当吐之者是矣。厥为阴之盛也，若更加之恶寒而蜷者，阴气之极也，则难可制。经曰：少阴病，恶寒身蜷而利，手足厥冷者，不治。是厥冷之逆者，神丹其能生乎？

【点评】指出厥的概念，即"凡阴阳气不相顺接便为厥。厥者，手足逆冷是也"。厥与四逆相比较，厥甚于四逆。厥，在《伤寒论》中大致有热厥、寒厥、痰厥、水厥、蛔厥、脏厥、血虚寒凝厥等之多，其中以热厥与寒厥最为常见。成氏主要从热厥、寒厥、厥热胜复三个方面加以分析。

热厥的病机在于"阳气内陷，热气逆伏"。其临床特点是四肢逆冷，胸腹灼热，烦躁不宁等。这种厥与热出现的顺序，是先热而后厥，热是本，厥是标，正如原文所说："厥者必发热，前热者后必厥，厥深者热亦深，厥微者热亦微"。像白虎汤证的热厥，就是热邪深伏，阳气受阻不达四末所致。寒厥的病机在于阳气不足，阴寒内盛。其临床特点是手足逆冷，爪甲青紫，恶寒身蜷，下利等。如四逆汤证的寒厥，就是阴寒内盛，阳气衰微，不能达于四末而成。除了热厥、寒厥外，痰厥是痰湿素盛，"郁郁留结，阳气不得敷布"，不能达于四末而致，"病在胸中，当吐之"，宜瓜蒂散。

《伤寒论》厥阴篇中，对厥热胜复的论述有7条之多，占有突出的地位。成氏对"厥热胜复"的阐述要点有三：一是提出了"厥热胜复"的概念。如谓："先厥而后热者，阴退而阳气得复也。若始得之便厥者，则是阳气不足，而阴气反胜也。"可见，"胜"与"厥"相连，胜是阴气胜，阴气胜则厥，所谓"厥为阴气至也"；"复"与"热"相应，复是阳气复，阳气复则热，所谓"热为阳气复也"。"厥热胜复"临床表现在厥与热的交替出现，但实际上是机体正邪进退，阴阳消长的病理反应。二是点明了"厥热胜复"在热厥和寒厥中均可出现，但病机不同。就热厥而言，临床特点是先热后厥，先热是阳气盛，厥是热伏于内。就寒厥而言，临床特点是先厥，厥本于"阳气不足，阴气胜"，而复发热是阴退阳气来复。并指出："大抵厥逆为阴所言，寒者多矣，而又有进退之别。"三是论述了厥与热的交替，以出现的先后、久暂、多少对病证进退、预后的判断。内容包括厥热相当，病当自愈；厥少热多，其病减轻；厥多热少，其病为进。至于厥热胜复中的"厥利"，若先厥，后发热而下利，是阳气来复，下利必自止；若阴寒里盛，则见厥复利，病情危重。

郑声第三十四

伤寒郑声，为邪音也。孔子曰：恶郑声之乱雅乐也。又曰：放郑声，远佞人，郑声淫，佞人殆。是谓郑声为不正之音也。伤寒郑声者，则其声如郑卫之音，转不正也。经曰：虚则郑声。今汗后或病久，人声转者是也，以此为虚，从可知矣。又郑声者，重语也，正为声转也。若声重而转其本音者亦是矣。昧者殊不知此，妄以重为重叠之语，与谵语混而莫辨。遂止以身热脉数，烦渴便难而多言者为谵语；以身凉脉小，自利不渴而多言者为郑声。如此则有失仲景之本意。兼郑声淫，则语以正之，则郑声不为重叠，正为不正也。况仲景之书，三百九十余证，曲尽伤寒形候，未有脱落而不言者。若是郑声为多言，则于三阴门中，亦须条见。所以郑声别无证治者，是不与谵语为类也。虽曰虚矣，止为正气虚而不全，故使转声而不正也。明者鉴此，幸详究之。

【点评】"郑声"见于《伤寒论》210条："夫实则谵语，虚则郑声。郑声者，重语也。"作为一个与"谵语"相对的病证，"郑声"在《伤寒论》中仅出现此一处。成氏对"郑声"的解释主要集中在两个方面，一是追溯"郑声"的源头。郑声一词最早出自《论语》"恶郑声之乱雅乐也"，"郑声"为不正之音，故称之为"邪音"。二是对于《伤寒论》中本有注释的理解。"实则谵语，虚则郑声"。成氏在《注解伤寒论》中对本条释曰："邪气盛则实，精气夺则虚。谵语由邪气盛，而神识昏。郑声由精气夺，而声不全。"可见，郑声其病机为精气亏虚所致，多病情危重，属疾病晚期。

对于"郑声者，重语也"，成氏认为此"重"字，非重叠多言，而为"声不全"、声"不正"。但对于声如何"不正"，成氏未作详解，后世医家也众说纷纭，如《东垣十书》认为"声战无力，不相接续"。明·楼英在《医学纲目》则直言"成无己谓郑声为郑卫之声，非是"，"谵语者，谓乱语无次第，数数更端也。郑声者，谓郑重频频也，只将一句旧言，重叠频言之，终日殷勤，不换他声也。盖神有余，则能机变而乱语，数数更端，神不足则无机变，而只守一声也。"亦有医家认为郑声表现形式多样，如清·闵纯玺《胎产心法》谓："若虚甚而声转无力，言语不能接续，有头无尾，一两句即止；或重言叠语，说过又说；或如造字出于喉中，若郑声之轻怯，此郑声之谓。"综上，历代医家对于"郑声"的释义各具特点，虽然认识有不同，但这些都是"精气虚"病机在神明活动中的表现，所以临证时不可偏废，应相互参酌，理解全面。

谵语第三十五

伤寒谵语，何以明之？谵者，谓呢喃而语也。又作谵，谓妄有所见而言也。是皆真气昏乱，神识不清之所致。夫心藏神而主火，病则热气归焉。伤寒，胃中热盛，上乘于心，心为热冒，则神昏乱而语言多出，识昏不知所以然，遂言无次而成谵妄之语。轻者睡中呢喃，重者不睡亦语言差谬。有谵语者，有独语者，有狂语者，有语言不休者，有言乱者。此数者，见其热之轻重也。谵语与独语，虽间有妄错之语，若与人言有次，是热未至于极者也。经曰：独语如见鬼状，若剧者，发则不识人，是病独语未为剧也。狂语者，热甚者也，由神昏而无所见觉，甚则至于喊叫而言语也。言语不休者，又其甚也。至于乱言者，谓妄言骂詈，善恶不避亲疏，为神明已乱也。经曰：诸逆发汗，微者难差，剧者言乱，是难可复制也。谵语之由，又自不同，皆当明辨之。有被火劫谵语者，有汗出谵语者，有下利谵语者，有下血谵语者，有燥屎在胃谵语者，有三阳合病谵语者，有过经谵语者，有亡阳谵语者。经曰：大热入胃中，水竭躁烦，必发谵语。又腹满微喘，口干咽烂，或不大便，久则谵语，是因被火劫谵语也。汗出谵语，此为风也，须下之，过经乃可下之。下之若早，语言必乱，以表虚里实故也，是汗出谵语者也。下利谵语者，有燥屎也，小承气汤主之，是下利谵语者也。下血谵语者，此为热入血室，当刺期门，随其实而泻之，是下血谵语者也。谵语有潮热，反不能食者，胃中必有燥屎五、六枚也，是谓燥屎在胃谵语者也。腹满，身重，难以转侧，口不仁而面垢，谵语遗尿，是三阳合病谵语者也。过经谵语者，热也，当以汤下之，是过经谵语者也。发汗多，亡阳，谵语者，不可下，与柴胡桂枝汤和其荣卫，是以有通津液后自愈，是亡阳谵语也。诸如此者，脉短则死，脉自和则愈。又身微热，脉浮大者生，逆冷，脉沉细，不过一日死。实则谵语，气收敛在内而实者，本病也。或气上逆而喘满，或气下夺而自利者，皆为逆也。经曰：直视谵语，喘满者死，下利者亦死，谓其正气脱绝也。能知虚实之诊，能识逆从之要，治病疗病，则不失矣。

【点评】《伤寒论》论述谵语一症的条文达72条之多。成氏指明谵语的症状及基本病机。症状有呢喃而语和妄有所见。基本病机为真气混乱，神识不清。虽仲景有"实则谵语"之总括，但实际上，谵语有实有虚。实者，多属热邪亢盛，扰乱心神，如成氏所谓："夫心藏神而主火，病则热气归焉。伤寒，胃中热盛，上乘于心，心为热冒，则神昏乱而语言多出，识昏不知所以然，遂言无次而成谵妄之语。"虚者，或伤津，或竭精，导致心气散乱，神无所主。成氏认为，在症状表现上，谵语有轻重之不同，轻者睡中呢喃，重者不睡语谬。并进一步从热之轻重对心神的干扰程度，以次对谵语、独语、狂语、言语不休、言乱等症状表现特点予以表述，加以区别。

成氏列举谵语的病由，如火劫、大热入胃、三阳合病、热入血室以及发汗亡阳等多种，需要明辨，精准论治。谵语论治，阳明热盛，燥屎在胃者，以承气汤攻下热实；热入血室者，当刺期门，以泻肝经之热。

至于论中"发汗多，亡阳谵语者，不可下，与柴胡桂枝汤和其荣卫，是以有通津液后自愈。"原文引自《伤寒论·辨发汗后病脉证并治第十七》，成氏在《注解伤寒论》中对本条释曰："胃为水谷之海，津液之主。发汗多，亡津液，胃中燥，此非实热，则不可下，与柴胡桂枝汤，和其荣卫，通行津液，津液生，则胃润，谵语自止。"由此应该认识到两点：一是对于原文所说的"亡阳谵语"，不能理解为阳气衰亡所形成的"虚性谵语"，成氏注解为"发汗多，亡津液，胃中燥"，是有道理的。此非实热，不能用承气汤类以攻下。权宜之法，与柴胡桂枝汤以和其荣卫，通行津液，津液生，则胃润，谵语自止。二是用柴胡桂枝汤治疗"亡阳谵语"的原理所在。观《伤寒论》第230条有："阳明病，胁下硬满，不大便而呕，舌上白苔者，可与小柴胡汤。上焦得通，津液得下，胃气因和，身濈然汗出而解。"这是阳明少阳合病而取之少阳的范例，小柴胡汤有和解少阳，疏利肝胆，通利三焦的作用，所以用小柴胡汤后，使三焦气机通畅，津液布达，胃气因和，邪去病安。柴胡桂枝汤为小柴胡汤、桂枝汤各半量，合剂而成，小柴胡汤和解少阳，能通达津液；桂枝汤调和荣卫而生津。不言而喻，本方治疗因于发汗多，耗伤津液，胃中燥而形成的"谵语"，是通过和其荣卫，以通津液的作用来实现的。此外，《伤寒论》第107条谓："伤寒八九日，下之，胸满烦惊，小便不利，谵语，一身尽重，不可转侧者，柴胡加龙骨牡蛎汤主之。"成氏在本论虽然对本条没有列出，但柴胡加龙骨牡蛎汤证所见"谵语"，亦系小柴胡汤证之变证，不可忽略。

短气第三十六

伤寒短气，何以明之？短气者，气短而不能相续者是矣。似喘而非喘，若有气上冲，而实非气上冲也。喘者，张口抬肩，摇身滚肚，谓之喘也。气上冲者，腹里气时时上冲也。所谓短气者，呼吸虽数，而不能相续，似喘而不摇肩，似呻吟而无痛者，短气也。经所谓短气者众，实为难辨之证，愚医莫识之，为治有误者多矣。要识其短气之真者，气急而短促，谓之气短者是也。短气有责为虚者，有责为实者，要当明辨之。经曰：趺阳脉微而紧，紧则为寒，微则为虚，微紧相搏，则为短气，此为短气之虚者也。短气，腹满而喘，有潮热，此外欲解，可攻里也，此为短气之实者也。又有属表，又有属里者，要当审视之。经曰：短气但坐以汗出不彻故也，更发汗则愈。与其风湿相搏，汗出短气，小便不利，恶风不欲去衣，甘草附子汤主之者，是邪气在表而短气者也。干呕短气，汗出不恶寒者，此表解里未和也，十枣汤主之；与其太阳病，医反下之，短气躁烦，心中懊恼，阳气内陷，心下因硬，则为结胸，大陷胸汤主之。是邪气在里而短气者也。虚也，实也，在表也，在里也，皆作短气，又何以辨其虚实也？大凡心腹胀满而短气者，邪在里而为实也；腹濡满而短气者，邪在表而为虚也。大抵短气为实，《金匮要略》曰：短气不足以息者，实也。又水停心下，亦令短气。《金匮要略》曰：食少饮多，水停心下，微者短气。即此观之，短气之由亦众矣。必审其形候，使的而不惑；必审其邪气，在表里之不差，随证攻之，了无不愈者矣。

[点评] 指出了"短气"的概念及其与"喘""气上冲"症的鉴别。所谓短气，是指呼吸虽数，而不能相续，似喘而不摇肩，似呻吟而无痛者而言。简约之，即"气急而短促，谓之短气。"

成氏认为辨识短气，要明其虚实表里。明虚实，在伤寒热病，短气之实者，见于阳明腑实、热实结胸等，治用大承气汤、大陷胸汤。短气之虚者，见于阳明中虚且寒，如《伤寒论·平脉法》谓："趺阳脉微而紧，紧则为寒，微则为虚，微紧相搏，则为短气。"《诸病源候论·短气候》指出："肺虚则气少不足，亦令短气，则其人气微，常如少气不足以呼吸。"此又短气属肺虚者。知表里，短气属邪气在里者，除了上述阳明腑实、热实结胸所致外，还有表解里未和的十枣汤证等。短气属邪气在表者，如风湿相搏，汗出短气的甘草附子汤证。短气之表里虚实，可以通过腹诊来辨识，即成氏所说："大凡心腹胀满而短气者，邪在里而为实也；腹濡满而短气者，邪在表而为虚也。"这是成氏对张仲景腹诊理论在短气症虚实辨证中运用经验的精辟总结。

　　除此，成氏还对《金匮要略·痰饮咳嗽病脉证并治》所论的痰饮病所致的短气加以总结。强调指出，导致短气的病由众多，"必审其形候，使的而不惑；必审其邪气，在表里之不差。"审证求因，随证治之，方不致误。李中梓在《伤寒括要·短气》对此总结并加以补充，谓短气"或为实，或为虚，或在表，或在里，或属阴，或属阳，或饮多而水停心下，各宜详审。短气，骨节疼痛，汗出，小便不利，恶风身重，为风湿，甘草附子汤；短气，腹满，胁痛，脉弦浮大，外不解，无汗，嗜卧，身黄，小便难，潮热，小柴胡汤；表未解，短气，手足濈然汗出，或潮热，大承气汤；若表解，心下痞硬，干呕短气，十枣汤；下后，心中懊憹硬满，大陷胸汤。按汗吐下后，脉微，气不能续，则与异功散；阴证脉沉，逆冷，难以布息，则与四逆汤加人参；饮多水停，则与茯苓甘草汤"。

卷 三

摇头第三十七

伤寒摇头，何以明之？头者，诸阳之会也。诸阳之脉，皆上于头；诸阴脉，皆至颈、胸中而还。阳脉不治，则头为之摇。伤寒摇头有三，皆所主不同也。有曰摇头言者，里痛也。以里有痛者，语言则剧，欲言则头为之战摇也。有曰独摇头，卒口噤，背反张者，痉病也。以风盛于上，风主动摇故也。里痛非邪也，痛使之然；痉病非逆也，风使之然。至于阳反独留，形体如烟熏，直视摇头者，又谓之心绝。盖心藏神，而为阴之本。阳根于阴，阴根于阳，阴阳相根，则荣卫上下相随矣。绝则神去而阴竭，阳无根者，则不能自主持，故头为之摇矣。王冰曰：滋苗者，以固其根；伐下者，必枯其上。内绝其根，外作摇头，又何疑焉。心绝者，真病也；风痉、里痛者，邪气也。观其头摇，又当明其藏否焉。

【点评】成氏提出伤寒摇头有三，一是见于痉病，即"独头动摇，卒口噤，背反张者，痉病也"，是风盛于上，风主动摇所致。二是见于《伤寒论·平脉法》："摇头言者，里痛也。"是因为里有病痛，语言则剧，则以摇头代替语言。三是见于《伤寒论·辨脉法》："阳反独留，形体如烟熏，直视摇头，此心绝也。"直视摇头，是心绝的表现。成氏通过"阴阳互根"的相互关系，提出摇头为"阴竭而阳无所根"所致，是真病，预后凶险。

瘛疭第三十八

伤寒瘛疭，何以明之？瘛者，筋脉急也；疭者，筋脉缓也。急者，则引而缩；缓者，则纵而伸。或缩或伸，动而不止者，名曰瘛疭，俗谓之搐者是也。《黄帝内经》曰：病筋脉相引而急，名曰瘛疭。瘛，谓若契合之契也，行则缓，卧则紧，从则纵。疭疾之纵者，谓若放纵之纵也。以急为瘛，以缓为疭，理至明矣。瘛疭者，风疾也，而癫痫则瘛疭焉。伤寒瘛疭者，邪热气极也。热盛则风搏并经络，风主动，故四肢瘛疭而不宁也。故风温被火者，曰发微黄色，剧者如惊痫，时瘛疭，言其热气之剧盛也。伤寒病至于发瘛疭者，疾势已过矣，多难可制。《内经》曰：太阳终者，戴眼，反折，瘛疭，绝汗乃出，大如贯珠，著身不流，是见其瘛疭，为已过之疾也。又有四肢漐习，为四肢动而不止，似瘛疭而无力，不得伸缩者也，此为肝绝。瘛疭之证虽难已，若能以祛风涤热之剂，折其大热，则瘛疭亦有生者。若妄加灼火，或饮以发表之药，则死不旋踵。经曰：一逆尚引日，再逆促命期。

【点评】指出瘛疭的特征，即筋脉之急缓，瘛者筋脉急而缩，疭者筋脉缓而伸，或伸或缩，动而不止者，名曰瘛疭。此俗称"抽搐"。

瘛疭见于《伤寒论》第6条："若发汗已，身灼热者，名风温。风温为病，脉阴阳俱浮，自汗出，身重，多眠睡，鼻息必鼾，语言难出……若被火者，微发黄色，剧则如惊痫，时瘛疭；若火熏之，一逆尚引日，再逆促命期。"成氏论瘛疭要点有二：一是提出伤寒瘛疭的病机为"邪热气极也，热盛则风搏并经络"；《注解伤寒论》谓"热甚生风"。风温是风阳与温热邪气合并侵犯人体而造成发热的病证，若风温被火，则火热之邪加于温热，热极生风，则发瘈疭。二是提出了瘈疭的救治原则。病至瘈疭，多属病情危重，但若把握病势，积极救治，尚有生机；若一误再误，妄加灼火，或饮以发表之药，则死不旋踵。对于热极生风引起的"瘈疭"症，成氏提出的救治原则是"以祛风涤热之剂，折其大热"，这为后世治疗"热极生风"之抽搐证指明了方向。后世温病学家对此多有补充和发展。如陈平伯《外感温热论》第11条谓："风温证，身热痰咳，口渴神迷，手足瘈疭，状若惊痫，脉弦数者，此热劫津液，金囚木旺，当用羚羊、川贝、青蒿、连翘、知母、麦冬、钩藤之属，以息风清热。"现代临床治疗温病热甚动风之惊厥抽搐，常用羚角钩藤汤加减；若热盛耗阴，阴虚风动者，当选三甲复脉汤、大定风珠之类。

此外，成氏列举《内经》之"太阳终"和《伤寒论·辨脉法》之"肝绝"所出现的"瘈疭"之象，以示与热极生风之瘈疭加以区别。

不仁第三十九

伤寒不仁，何以明之？仁，柔也。不仁，谓不柔和也，痒不知也，痛不知也，寒不知也，热不知也，任其屈伸灸刺，不知所以然者，是谓不仁也。由邪气壅盛，正气为邪气闭伏，郁而不发，荣卫血气虚少，不能通行，致斯然也。《内经》曰：荣气虚则不仁，《针经》曰：卫气不行，则为不仁。经曰：荣卫不能相将，三焦无所仰，身体痹不仁。即是言之，知荣卫血气虚少，不能通行，为不仁者，明矣。经曰：诸乘寒者，则为厥，郁冒不仁。言此厥者，是正气为寒气所乘，为厥气也，非四肢逆冷之厥也。何者？盖以郁冒为昏冒，不仁为不知痛痒，得不为尸厥①之厥耶？经曰：少阴脉不至，肾气微，少精血，奔气促迫，上入胸膈，宗气反聚，血结心下，阳气退下，热归阴股，与阴相动，令身不仁，此为尸厥。其乘寒之厥，郁冒不仁，即此尸厥可知矣。昔越人入虢，诊太子为尸厥，以郁冒不仁为可治，刺之而得痊济者，实神医之诊也。呜呼！设或脉浮而洪，身汗如油，喘而不休，水浆不下，形体不仁，此又为命绝，虽越人其能起之欤？

【点评】指出不仁的特征，即肌肤对寒热痛痒俱不觉知。成氏所论不仁有两个方面：一是伤寒不仁，二是尸厥病的"郁冒不仁"。

关于伤寒"不仁"产生的病机，早在《内经》中已有论述，如《素问·逆调论》曰："荣气虚，卫气实也。荣气虚则不仁，卫气虚则不用，荣卫俱虚，则不仁且不用，肉如故也。"《素问·痹论》曰："其不痛不仁者，病久入深，荣卫之行涩，经络时疏，故不通。皮肤不营，故为不仁。"《伤寒论·平脉法》指出："寸口脉微而涩，微者卫气不行，涩者荣气不足。荣卫不能相将，三焦无所仰，身体痹不仁。"综上所述，不仁有虚实两端。虚者，荣卫俱虚，经脉失于濡养而致；实者，气血凝滞，经络失于疏通所致。所以成氏将不仁的病机归纳为："由邪气壅盛，正气为邪气闭伏，郁而不发，荣卫血气虚少，不能通行，致斯然也。"

对于"不仁"证的论治，可结合《金匮要略·血痹虚劳病脉证并治》关于血痹的论述，第1条谓："问曰：血痹病从何得之？师曰：夫尊荣人骨弱肌肤盛，重因疲劳汗出，卧不时动摇，加被微风得之。但以脉自微涩在寸口，关上小紧，宜针引阳气，令脉和、紧去则愈。"第2条谓："血痹，阴阳俱微，寸口关上微，尺中小紧，外证身体不仁，如风痹状，黄芪桂枝五物汤主之。"血痹

---

① 尸厥：厥证之一。指厥而其状如尸的病证。《素问·缪刺论》："五络俱竭，令人身脉皆动，而形无知也，其状若尸，或曰尸厥。"

外证，见身体顽麻，不知痛痒，为荣卫气血俱虚，阳气不足，阴血凝滞所致，故治用针刺法，引动阳气；或用黄芪桂枝五物汤调养荣卫，通阳行痹。

成氏特别指出，"尸厥"病可表现为"郁冒不仁"。"尸厥"，顾名思义，"形无知也，其状如尸，或曰尸厥"（《素问·缪刺论》）。成氏在《注解伤寒论·平脉法》更明确指出："尸厥者，为其从厥而生，形无所知，其状如尸，故名尸厥"。对于尸厥的病机，《伤寒论·平脉法》曰："少阴脉不至，肾气微，少精血，奔气促迫，上入胸膈，宗气反聚，血结心下，阳气退下，热归阴股，与阴相动，令身不仁，此为尸厥。"又谓："寸口诸微亡阳，诸濡亡血，诸弱发热，诸紧为寒。诸乘寒者，则为厥，郁冒不仁，以无谷气，脾涩不能通，口急不能言，战而栗也。"何谓"郁冒不仁"？成氏在《注解伤寒论·平脉法》释为："郁冒，为昏冒不知人也。不仁，为强直而无觉也，为尸厥焉。"尸厥病根于少阴精气不足，胃无谷气，脾涩不能通达上下，但发于厥气上逆胸膈，血结心下，病情危急。其转归不外两途：一是"当刺期门、巨阙"（《伤寒论·平脉法》），刺期门以通心下结血；刺巨阙以行胸中宗气，血气流通，厥气退，则苏醒。扁鹊正是利用这种方法救治了虢太子的尸厥。二为邪盛正衰，阴阳离绝，证如脉浮而洪，身汗如油，喘而不休，水浆不下，形体不仁，预后为逆，其命难保矣。

直视第四十

伤寒直视，何以明之？直视者，视物而目精①不转动者是也。若目精转者，非直视也。水之精为志，火之精为神。目者心之使也，神

---

① 精：同"睛"。

所寓焉，肝之外候也，精神荣焉。《针经》曰：五脏六腑之气，皆上注于目而为之精，精之窠为眼之睛，精为瞳子，筋之精为黑睛，血之精为络，气之精为白睛，肌肉之精为约束，裹撷筋骨血气之精，与脉并为系，上属于脑。五脏血气调和，精气充荣，则目和而明矣。伤寒目直视者，邪气壅盛，冒其正气，使神智不慧，脏精之气不上荣于目，则目为之直视。伤寒至于直视，为邪气已极，证候已逆，多难治。经曰：衄家不可发汗，汗出则额上陷，脉急紧，直视不能眴，不得眠。以肝受血而能视，亡血家肝气已虚，目气已弱，又发汗亡阳，则阴阳俱虚所致也。此虽错逆，其未甚也。逮乎狂言，反目直视，又为肾绝；直视摇头，又为心绝，皆脏气脱绝也。直视谵语，喘满者死，下利者亦死。又剧者发则不识人，循衣摸床，惕而不安，微喘直视，脉弦者生，涩者死，皆邪气盛而正气脱也。其或有目中不了了，睛不和，无表里证，大便难，身微热者，是非直视也，此为内实也，可用大承气汤、大柴胡汤下之。直视为不治之疾，目中不了了为可治之候。二者形证相近，其为工者，宜熟视之。

【点评】指出直视的特征，即视物而目睛不转动。若目睛转动，或目睛转动不灵活，都不能称为直视。如《伤寒论》第252条的"目中不了了，睛不和"，其中"目中不了了"是指视物不清；睛不和是指眼球转动不灵活。

肝开窍于目，目为肝之外候，又为心之使，五脏六腑之精气皆上注于目而为之精，若五脏血气调和，精气充荣，则目和而明。病理情况下，若五脏精气亏虚，不能上荣于目，或邪气壅盛，蒙冒正气，使神智不慧，目则发病。对于直视之病机，成氏总结指出："邪气壅盛，冒其正气，使神智不慧，脏精之气，不上荣于目，则目为之直视。"并且，病至直视，病情较重，为"邪气已极，证候已逆，多属难治。"

《伤寒论》中直视有三见，一是素有鼻衄之患，本有阴血亏虚，又加以误汗更伤阴亡阳，目失荣而直视不能眴，不得眠。如成氏所言："以肝受血而能视，亡血家肝气已虚，目气已弱，又发汗亡阳，则阴阳俱虚所致。"二是由风温误下，致津伤热炽，热扰神志，精气不能上注于目，而致两目直视，大便失禁。三是阳明腑实证，燥屎内结，邪热炽盛，阴津耗竭，神明被扰，则发循衣摸床，惕而不安，微喘直视。后两种是邪热炽盛，津液耗竭，神明被扰，使神智不慧，发为直视。所以，成氏谓此"皆邪气盛，而正气脱"，相对于阳明内实证所见的"目中不了了，睛不和"之"可治之候"，病情更重，为"不治之疾"。于此，我们应灵活领会其意，而不可拘泥于句下。如阳明腑实证所见直视，在治疗中只要不贻误时机，迅速采用急下存阴之法，每能转危为安。

此外，直视亦是"脏气脱绝"之死候，如心绝见"直视摇头"；肾绝见"目反直视"。

郁冒第四十一

伤寒郁冒，何以明之？郁为郁结而气不舒也，冒为昏冒而神不清也，世谓之昏迷者是也。郁冒之来，皆虚极而乘寒，则有之矣。经曰：诸乘寒者则为厥，郁冒不仁。又曰：太阳病，先下之而不愈，因复发汗，以此表里俱虚，其人因致冒，冒家汗出自愈，所以然者，汗出表和故也。是知因虚乘寒，乃生郁冒。《金匮要略》曰：新产妇人有三病：一者病痉，二者病郁冒，三者大便难。亡血复汗，寒多故令郁冒。又曰：产妇郁冒，其脉微弱，呕不能食，大便坚，所以然者，血虚而厥，厥而必冒，冒家欲解，必大汗出。即此观之，郁冒为虚寒可知矣。又或少阴病，下利止而头眩，时时自冒者，又为死证，盖谓其虚极而脱也。观其郁冒，幸无忽焉。

【点评】"郁冒"一词在仲景书中有三见：一是见于《金匮要略·妇人产后病脉证治》，谓"新产妇人有三病：一者病痉，二者病郁冒，三者大便难"；二是见于《伤寒论·平脉法》论尸厥病，其表现为郁冒不仁；三是见于《伤寒论》第366条"下利，脉沉而迟，其人面色赤，身有微热，下利清谷者，必郁冒汗出而解，病人必微厥。所以然者，其面戴阳，下虚故也。"言"冒"者有二：一见于《伤寒论》第93条"太阳病，先下之而不愈，因复发汗，以此表里俱虚，其人因致冒，冒家汗出自愈。"二见于第297条"少阴病，下利止而头眩，时时自冒者，死。""郁冒"和"冒"，在成氏看来，两者名称虽不同，但其涵义基本一致。虽言郁，而意侧重于冒，"冒为昏冒而神不清"之意。这里又有两点需要正确理解，一是成氏所谓冒，"世谓之昏迷者是也"之说，其"昏迷"概念与当代医学所论"昏迷"自属有别。二是对"郁冒"之"郁"的理解，成氏谓"郁为郁结而气不舒"，此郁与气机郁滞亦属不同。

对于"郁冒"的病机，成氏结合仲景原文，总结为三个方面：其一，尸厥的郁冒不仁是"虚极而乘寒"。其二，少阴病"自冒"是"虚极而脱"。这两种郁冒是病至"虚极"，冒是阴阳离绝的表现，多属死证。其三，太阳病汗下后郁冒是"表里俱虚，寒气怫郁"（《注解伤寒论》）；产后郁冒是"亡血复汗，寒多，故令郁冒"（《金匮要略》），故成氏总括为"因虚乘寒，乃生郁冒"。虽发郁冒，但若正虚邪微，正能胜邪，阴阳相和，则可汗出邪退而病解。证之临床，刘渡舟教授在《伤寒论诠解》中谓：推其眩冒之理，则为风邪上胜，属于"无风不作眩'之类，临床常可见到汗出而眩晕作解者。曾见梅尼埃病患者，在眩晕剧作时，突然汗出，面色苍白，一时痛苦难耐，然随后诸证悉除。若病不解，则随证治之。

动气第四十二

伤寒动气，何以明之？动气者，为筑筑然动于腹中者是矣。脏气不治，随脏所主，发泄于脐之四傍，动跳筑筑然，谓之动气。《难经》曰：肝内证，脐左有动气，按之牢若痛；心内证，脐上有动气，按之若牢痛；肺内证，脐右有动气，按之牢若痛；肾内证，脐下有动气，按之牢若痛。是脏气不治，腹中气候发动也。动气应脏，是皆真气虚，虽有表里攻发之证，即不可汗下。经曰：动气在左，不可发汗，汗则头眩，汗不止，筋惕肉瞤，是发汗而动肝气者也；动气在左，不可下，下之则腹内拘急，食不下，动气更剧，虽有身热，卧则欲蜷，是下之而动肝气者也。动气在上，不可发汗，汗则气上冲，正在心端，是发汗而动心气者也；动气在上，不可下，下之则掌握热烦，身上浮冷，热汗自泄，欲得水自灌，是下之而动心气者也。动气在右，不可发汗，汗则衄而渴，心苦烦，饮即吐水，是发汗而动肺气者也。动气在右，不可下，下之则津液内竭，咽燥鼻干，头眩心悸，是下之而动肺气者也。动气在下，不可发汗，汗则无汗，心中大烦，骨节苦痛，目运恶寒，食则反吐，谷不得下，是发汗而动肾气者也；动气在下，不可下，下之则腹胀满，卒起头眩，食则下清谷，心下痞，是下之而动肾气者是也。且脾内证，当脐有动气。经特曰：脐之四傍动气，不可汗、下，独不言脾候，当脐有动气者，以脾居中州，为胃以行津液，发汗、吐、下，犹先动脾，况脾家发动气者，讵可动之也？所以特不言之也。伤寒所以看外证为当者，盖不在脉之可见，必待问之可得者。发汗、吐、下，务要审谛。举此动气，类可知矣。

【点评】"动气"一词始见于《素问·至真要大论》："所谓动气，知其脏也。"动气，是指气至而脉搏跳动。全句的意思是说由脉搏的跳动可知脏气的盛衰。《难经·十六难》谓动气，特指脐周之搏动。成氏继承和发扬《内经》《难经》关于动气的理论，指出"脏气不治，随脏所主，发泄于脐之四傍，动跳筑筑然，谓之动气。"明确了"动气"的概念。后世医家对其亦有发挥，如《伤寒指掌》谓："动气者，筑筑然动于脐旁上下左右，甚至连及虚里、心、胁而浑身振动也。"

《伤寒论·辨不可发汗病脉证并治》和《伤寒论·辨不可下病脉证并治》两篇，详细记述了无论动气在脐左、脐右、脐上、脐下，当禁汗、下及汗下后所可能产生的各种证候。成氏论动气的要点有二。其一，基于《难经·十六难》："肝内证，脐左有动气；心内证，脐上有动气；肺内证，脐右有动气；肾内证，脐下有动气"之理论，提出动气的机制在于"脏气不治，腹中气候发动也。动气应脏，是皆正气虚"。正由于此，虽有表里攻发之证，即不可汗下。若动气在左，误用汗下，则动肝气；动气在右，误用汗下，则动肺气；动气在上，误用汗下，则动心气；动气在下，误用汗下，则动肾气。其二，补充了脐有动气，误用汗下，则动脾气；并进一步阐述了脾与其他四脏的生理病理关系。《伤寒论》列举脐之四傍皆有动气，不可汗下，而唯独不言脾候，道理何在？成氏基于《难经·十六难》脾"内证，当脐有动气"之论，认为脾居中州，能为胃转输津液。因为脾胃乃后天之本，气血生化之源，脾胃气旺，则脏腑得养，气血顺调，营卫安和。故凡汗、吐、下伤及津液，必先动脾。由此可见，脾家本脏动气，更不应当用汗、下之法。于此，仲景不言脾内证的治法，是不言而喻的。

自利第四十三

伤寒自利，何以明之？自利者，有不经攻下，自然溏泄者，谓之自利也。伤寒自利多种，须知冷热虚实，消息投汤，无致失差。杂病自利，多责为寒。伤寒下利，多由协热，其与杂病有以异也。表邪传里，里虚协热则利；不应下而便攻之，内虚协热遂利，是皆协热也。又合病家，皆作自利：太阳与阳明合病，必自下利，葛根汤主之；太阳与少阳合病，必自下利，黄芩汤主之；阳明与少阳合病，必自下利，大承气汤主之。三者皆合病下利，一者发表，一者攻里，一者和解。所以不同者，盖六经以太阳阳明为表，少阳太阴为在半表半里，少阴厥阴为在里。太阳阳明合病，为在表者也，虽曰下利，必发散经中邪气而后已，故与葛根汤以汗之。太阳与少阳合病，为在半表半里者也，虽曰下利，必和解表里之邪而后已，故与黄芩汤以散之。阳明少阳①合病，为少阳邪气入腑者也，虽曰下利，必逐去胃中之实而后已，故与承气汤以下之。是三者所以有异也。下利家何以明其寒热耶？且自利不渴属太阴，以其脏寒故也。下利欲饮水者，以有热也，故大便溏小便自可者，此为有热。自利，小便色白者，少阴病形悉具，此为有寒。恶寒脉微，自利清谷，此为有寒。发热后重，泄色黄赤，此为有热。皆可理其寒热也。凡腹中痛，转气下趋少腹者，此欲自利也。自利家身凉脉小为顺，身热脉大为逆。少阴病脉紧下利，脉暴微，手足反温，脉紧反去者，此为欲解。下利脉大者为未止；脉微弱数者为欲自止，虽发热不死。是知下利脉大为逆，而脉小为顺也。自利宜若可温，理中、白通诸四逆辈，皆温脏止利之剂。又有肠胃有积结，与下焦客邪，皆温剂不能止之，必也或攻泄之，或分利之而后

---

① 少阳：原作"少阴"，据文义及下文改。

已。经曰：理中者，理中焦，此利在下焦，宜赤石脂禹余粮汤。复不止，当利其小便。是泄在下焦，渗泄而聚利者也。少阴病自利清水，色纯青，心下必痛，口干燥；与下利脉三部皆平，按之心下硬，或脉沉而滑，或不欲食而谵语，或差后至年月日复发。此数者，皆肠胃有积结，而须攻泄者也。《内经》有曰：大热内结，注泄不止，热宜寒疗，结伏须除，以寒下之，结散利止；大寒凝内，久利泄溏，愈而复发，绵历岁年，以热下之，寒去利止，谓之通因通用。下利虽有表证，又不可发汗，以下利为邪气内攻，走津液而胃虚也。故经曰：下利不可攻其表，汗出必胀满者是矣。大抵下利脱气至急，五夺①之中，此为甚者。其或邪盛正虚，邪拥正气下脱，多下利而死。何以言之？经曰：下利日十余行，脉反实者死；发热下利至甚，厥不止者死；直视谵语，下利者死；下利，手足厥冷无脉者，灸之不温，脉不还者死；少阴病自利，复烦躁不得卧寐者死。此数者，皆邪拥正气下脱而死者也。《金匮要略》曰：六腑气绝于外者，手足寒；五脏气绝于内者，利下不禁。呜呼！疾成而后药，虽神医不可为已。气既脱矣，孰能治之？

【点评】《伤寒论》中的下利，系一种症名，有的则是指泄泻而言。其中，有很多"下利"症状是由于误治所致，为了与之区别，仲景将不经误治而下利者称之为"自利"。所以成氏将"自利"定义为"不经攻下，自然溏泻"之症。

对于自利的辨证论治，成氏从以下五个方面加以分析。一是提出伤寒自利与杂病自利的区别，即杂病自利，多责为寒；伤寒下利，多由协热。协热下利证如表邪传里，里虚协热而利；不应下而攻之，内虚协热遂利，证如葛根黄芩黄连汤证。二是分析了合病下利证治之不同。合病家皆作自利，但太阳阳明合病下利者，偏于表，故用葛根汤汗之，以发散经中邪气而治利；太阳少

---

① 　五夺：出自《灵枢·五禁》篇。指气血津液损耗、元气大伤的五种情况。

阳合病下利者，偏于半表半里，故用黄芩汤和解表里之邪而治利；阳明与少阳合病下利者，少阳邪气已入腑，故用承气汤下之，以逐去胃中之实而治利。虽皆为合病，一者发表，一者和解，一者攻里，其理于此可明。三是提出下利证要明辨寒热，知顺逆。辨寒热者，自利证见不渴、小便色白、恶寒脉微者，多为寒证；自利证见欲饮水、发热后重，泄色黄赤，多为热证。知顺逆者，自利身凉脉小多为顺，身热脉大多为逆。四是总结了下利的治法，归纳为温脏、攻下、分利三法。脏寒下利者，当温之，宜理中、白通、四逆辈；肠胃热积下利者，治宜通因通用的攻下法；如虽下利，但伴有小便不利者，治用渗泄，采用利小便而实大便的方法来间接止利。五是论述了下利治禁及其预后。若邪盛正虚、邪拥正气下脱者，多下利而死。

此外，成氏提出"六经以太阳阳明为表，少阳太阴为在半表半里，少阴厥阴为在里"之说尚待理解。

筋惕肉瞤第四十四

伤寒筋惕肉瞤，何以明之？伤寒头痛，身疼，恶寒，发热者，必然之证也。其于筋惕肉瞤，非常有之者，必待发汗过多亡阳，则有之矣。《内经》曰：阳气者，精则养神，柔则养筋。发汗过多，津液枯少，阳气太虚，筋肉失所养，故惕惕然而跳，瞤瞤然而动也。太阳病，脉微弱，汗出恶风者，不可服大青龙汤。服之则厥逆，筋惕肉瞤，此为逆也。太阳病发汗，汗出不解，其人仍发热，头眩，身瞤动，振振欲擗地者，真武汤主之。动气在左，不可发汗，发汗则头眩，汗不止，筋惕肉瞤。即是观之，筋惕肉瞤，由发汗多亡阳，阳虚可见矣。兹虽逆也，止于发汗亡阳而表虚，治以温经益阳则可矣。或因吐下发汗，表里俱虚，而有此状者，又非若但发汗后所可同也。经曰：伤寒吐下后，发汗虚烦，脉甚微，八九日，心下痞硬，胁下痛，气上冲咽喉，眩冒，筋脉动惕者，久而成痿，此为逆之甚者也。太阳病发汗，复下之后，表里俱虚，复加烧针，因胸烦，面色青黄，肤瞤者，难治，兹为逆之甚者也。发汗吐下，庸可忽诸？

【点评】指出筋惕肉瞤的病机为阳气太虚，不能濡养筋肉。阳气者，精则养神，柔则养筋。若发汗过多，津液枯少，阳气太虚，筋肉失养，则发筋惕肉瞤。在《伤寒论》中，体虚而误用发汗，汗多伤阳导致筋惕肉瞤者有二条，一是第38条："太阳中风，脉浮紧，发热，恶寒，身疼痛，不汗出而烦躁者，大青龙汤主之。若脉微弱，汗出恶风者，不可服之。服之则厥逆，筋惕肉瞤，此为逆也。"二是《辨不可发汗病脉证并治》："动气在左，不可发汗，发汗则头眩，汗不止，筋惕肉瞤。"对于汗多伤阳导致的筋惕肉瞤证，成氏提出温经益阳之治法，对临床有指导意义。如有注家提出轻者予桂枝加附子汤，重者予真武汤。至于成氏把真武汤证所见"头眩身瞤动，振振欲擗地"亦归纳在"发汗亡阳"之中，其原因在本书"振第三十"已作点评，此不赘述。

成氏认为，筋惕肉瞤证因误用吐下发汗，表里俱虚所致者，与但发汗伤阳所致者相比病情更为严重，所谓"逆之甚者也"。如《伤寒论》161条：太阳病发汗，又复下之，表里俱虚，复加烧针，因胸烦，面色青黄，肤瞤者，属难治之疾。所以成氏在《注解伤寒论》中释之曰："阳气大虚，故为难治。"《伤寒论》第160条："伤寒吐下后发汗……八九日，心下痞硬，胁下痛，气上冲咽喉，眩冒，经脉动惕者，久而成痿。"成氏在《注解伤寒论》中释之曰"经脉动惕者，经络之气虚极"。一言"大虚"，一谓"虚极"，既反应了误治耗伤正气之严重程度，又进而提醒医者必须慎用发汗吐下之法。此即"发汗吐下，庸可忽诸"之重要意义所在。

热入血室第四十五

伤寒热入血室，何以明之？室者，屋室也，谓可以停止之处。人身之血室者，荣血停止之所，经脉留会之处，即冲脉是也。冲脉者，奇经八脉之一脉也。起于肾下，出于气冲，并足阳明经，夹脐上行，至胸中而散，为十二经脉之海。王冰曰：冲为血海。言诸经之血朝会于此，男子则运行生精，女子则上为乳汁，下为月水。《内经》曰：任脉通，冲脉盛，月事以时下者是也。王冰曰：阴静海满而去血。谓冲脉盛为海满也。即是观之，冲是血室可知矣。伤寒之邪，妇人则随经而入，男子由阳明而传。以冲之脉与少阴之络起于肾，女子感邪，太阳随经，使得血入。冲之经并足阳明，男子阳明内热，方得而入也。冲之得热，血必妄行，在男子则下血谵语，在妇人则月水适来。阳明病下血谵语，此为热入血室者，斯盖言男子，不止谓妇人而言也。妇人伤寒，经水适来，与经水适断者，皆以经气所虚，宫室不辟①，邪得乘虚而入。《针经》有言曰：邪气不得其虚，不能独伤人者是矣。妇人热入血室，有须治而愈者，有不须治而愈者，又各不同也。妇人中风，发热恶寒，经水适来，得之七八日，热除而脉迟，身凉和，胸胁下满，如结胸状，谵语者，此为热入血室，当刺期门，随其实而泻之。与其妇人中风，七八日续得寒热，发作有时，经水适断者，此为热入血室，其血必结，故使如疟状，发作有时，小柴胡汤主之。二者是须治而愈者也。妇人伤寒发热，经水适来，昼日明了，暮则谵语，如见鬼状者，此为热入血室，无犯胃气及上二焦，必自愈，是不须治而愈者也。谵语为病邪之甚者，何不须治而愈耶？且胸胁满，如结胸，谵语，是邪气留结于胸胁而不去者，必刺期门，随其实

---

① 辟：疑当作"闭"。

而泻之。寒热如疟，发作有时者，是血结而不行者，须小柴胡汤散之。二者既有留邪，必须治之可也。若发热经水适来，昼日明了，暮则谵语，此则经水既来，以里无留邪，但不妄犯，热随血散，必自愈。经曰：血自下，下者愈。故无犯胃气及上二焦，必自愈。所谓妄犯者，谓恐以谵语为阳明内实，攻之犯其胃气也；此无胸胁之邪，恐刺期门犯其中焦也；此无血结，恐与小柴胡汤犯其上焦也。小柴胡汤解散，则动卫气，卫出上焦，动卫气是犯上焦也。刺期门则动荣气，荣出中焦，动荣气是犯中焦也。《脉经》有曰：无犯胃气及上二焦，岂谓药不谓针耶？此其是欤？

【点评】热入血室之病名，出自《伤寒论》，由于历代医家对血室部位的认识不同，因而对热入血室概念的理解也相异。成氏论热入血室要点有二：一是认为血室即冲脉，其理由为冲脉为十二经之海，又为五脏六腑之海，亦称血海，而"人身之血室者，荣血停留之所，经脉留会之处。"二是热入血室证不仅见于妇人，男子亦有之。《伤寒论》热入血室共有四条原文，其中有三条原文出自太阳篇，另一条出阳明篇，此条热入血室未言明为妇人，故成氏认为男子也有此证，"冲之经并足阳明，男子阳明内热，方得而入也。冲之得热，血必妄行，在男子则下血谵语。"明·方有执亦持此观点。

除了血室指冲脉的观点外，后世医家还有血室即肝脉说，代表医家如柯韵伯；血室即子宫说，代表人物如张景岳。综合分析，虽然冲脉、肝脏、血室三者或有经络相连，或在功能上密切相关，但从仲景所论热入血室来看，有"经水适断"；有"经水适来"，况且，《伤寒论》热入血室四条原文均收录在《金匮要略》妇人杂病篇，所以把"血室"定位为子宫较为准确。正如刘渡舟在《伤寒论诠解》中指出："血室即胞宫，惟妇人生理所独有……临床上不仅见于月经病，而且也可见于产后。"

热入血室证其发病与外感及月经有关，是外邪化热，乘虚内陷血室引起的。其临床特点除了经水的变化之外，若寒热发作有时，治用小柴胡汤和解之；若热除而脉迟身凉，胸胁下满，如结胸状，谵语者，当刺期门，随其实而泻之。又有不须治而愈者，如原文谓："妇人伤寒发热，经水适来，暮则谵语，如见鬼状者，此为热入血室，治之无犯胃气及上二焦，必自愈。"对于"治之无犯胃气及上二焦，必自愈"，成氏做了重点阐释，认为无犯胃气是指禁用攻下，所谓"恐以谵语为阳明内实，攻之犯其胃气"。无犯上二焦是指禁用小柴胡汤和刺期门，其理在于"此无血结"，小柴胡汤解散，则动卫气，卫出上焦，动卫气是犯上焦；"此无胸胁之邪"，刺期门则动荣气，荣出中焦，动荣气是犯中焦。后世注家对"无犯胃气及上二焦"亦有不同的见解，如尤怡认为是禁攻下和汗法，曹颖甫认为禁承气汤攻下和发太阳之汗，程林、吴谦等认为禁汗、吐、下法。

热入血室四条原文中有三条强调了"谵语"，此是着眼处，其谵语的表现特点是"昼日明了，暮则谵语，如见鬼状"，此为"热入血室"所致谵语，与血热扰肝相关，盖肝主语，热扰肝魂，肝魂迷乱，则发谵语。成无己强调此谵语非"阳明内实"之谵语，唐容川在《金匮要略浅注补正》中亦指出："此谵语在下焦血室，与寻常谵语不同"。临床应对二者加以区别。

发黄第四十六

伤寒发黄，何以明之？经曰：湿热相搏，民当病瘅。瘅者，黄也，单阳而无阴者也。伤寒至于发黄，为疾之甚也。湿也，热也，甚者则发黄。内热已盛，复被火者，亦发黄也。邪风被火热，两阳相熏灼，其身必发黄；阳明病被火，额上微汗出，小便不利者，必发黄。是由内有热而被火，致发黄者也。阳明病，无汗，小便不利，心中懊憹者，必发黄。是由阳明热盛，致发黄者也。伤寒发汗已，身目为黄，所以然者，寒湿在里不解故也，以为不可下也，于寒湿中求之。是由寒湿致发黄者也。湿亦令黄也，热亦令黄也，其能辨之乎？二者非止根本有异，而色泽亦自不同。湿家之黄也，身黄如似熏黄，虽黄而色暗不明也。至于热盛之黄也，必身黄如橘子色，甚者勃勃出，染者衣正黄如柏，是其正黄色也。由是观之，湿之与热，岂不异哉？大抵黄家属太阴。太阴者，脾之经也，脾者，土；黄，土色也。脾经为湿热蒸之，则色见于外，必发身黄。经曰：伤寒脉浮缓，手足自温者，是为系在太阴。太阴当发身黄者是矣。热虽内盛，若已自汗出，小便利者，则不能发黄。必也头汗出，身无汗，齐颈而还，小便不利，渴饮水浆，此为瘀热在里，身必发黄。黄家为热盛，而治法亦自有殊。伤寒八九日，身如橘子色，小便不利，少腹满者，茵陈蒿汤主之。此欲泄涤其热也。伤寒，身黄，发热者，栀子柏皮汤主之。此欲解散其热也。伤寒，瘀热在里，身必发黄，麻黄连翘赤小豆汤主之。此欲解散其热也。此数者，泄涤解散，乃治之不同，亦皆析①火彻热之剂也。一或身黄脉沉结，少腹硬而小便自利，其人如狂者，又为蓄血在下焦，使之黄也，必须抵当汤下之而愈。黄家既是病之已极，是以有不治之者多矣。非止寸口近掌无脉，鼻气出冷，为不治之疾。又若形体如烟熏，直视摇头者，是为心绝。环口黧黑，柔汗发黄，是为脾绝。皆不治之诊，医者更详视之。

【点评】疸者，黄也。黄疸之名，首见于《素问·平人气象论》："溺黄赤，安卧者，黄疸……目黄者曰黄疸。"汉代张仲景在《内经》基础上对黄疸有了进一步认识，在《伤寒杂病论》中，根据黄疸的不同病因，分别称为谷疸、酒疸、女劳疸、黑疸四

---

① 析：疑当作"折"。

种。成氏对《伤寒论》中的发黄病证，分析其病因病机，概之有四：一为湿热，二为火劫，三为寒湿，四为血瘀。

《素问·六元正纪大论》说："溽暑湿热相搏，争于左之上，民病黄疸而为胕肿"，最先提出炎暑湿热之邪作为黄疸的病因。发黄主要由湿热所致，张仲景继承《内经》"湿热致黄"的认识，在《伤寒论》第236条谓："阳明病，……此为瘀热在里，身必发黄。"其特点是身黄如橘子色，发热，伴有小便不利等。根据湿热瘀滞、湿热相蒸，热重于湿，还是湿热郁蒸而兼表等不同情况，分别予以茵陈蒿汤、栀子柏皮汤和麻黄连轺赤小豆汤治之。正如成氏所总结："黄家为热盛，而治法亦自有殊……此数者，泄涤解散，乃治之不同，亦皆折火彻热之剂。"

《伤寒论》第259条："伤寒发汗已，身目为黄，所以然者，以寒湿在里不解故也，以为不可下也，于寒湿中求之。"此为寒湿致黄，多由脾胃虚寒，寒湿中阻，郁而发黄。成氏对湿热发黄和寒湿发黄提出鉴别要点，湿热致黄，其特点是"身黄如橘子色，甚者勃勃出，染着衣正黄如柏"；寒湿发黄，其特点是"身黄如似熏黄，虽黄而色暗不明"。后世医家常把前者称之为"阳黄"，后者称之为"阴黄"。成氏重视黄疸辨证对后世临床有重要的指导作用，如明代张介宾认为阳黄证"多以脾湿不流，郁热所致。必须清火邪利小水，火清则溺自清，溺清则黄自退。轻者宜茵陈饮、大分清饮、栀子柏皮汤之类主之。若闭结热甚，小便不利腹满者，茵陈蒿汤、栀子大黄汤之类主之"。对于阴黄证，"但宜调补心脾之虚"，方如四君子汤、六味丸、左归饮、右归饮之类。表邪发黄宜柴苓汤、茵陈五苓散、柴苓煎之类（《景岳全书·黄疸》）。喻嘉言在《医门法律·黄疸门》针对黄疸治疗中只重湿热不重辨证的时弊大声疾呼："阴疸病，误从阳治，袭用苦寒，倒行逆施，以致极重不返者，医杀之也。"

无论是湿热发黄，还是寒湿发黄，都与太阴脾关系密切。脾为土，主湿，《金匮要略·黄疸病脉证并治》指出："黄家所得，从湿得之。"成氏强调指出："大抵黄家属太阴。太阴者，脾之经也。脾者，土；黄，土色也。脾经为湿热蒸之，则色见于外，必发身黄。"后世医家对黄疸的病机有进一步的发挥和完善，如黄元御《四圣心源·黄疸根源》认为黄疸"其病起于湿土，而成于风木"。说明黄疸病变的脏腑，不仅是脾，而且和肝也有密切关系。叶天士在《临证指南医案》指出：黄疸病"以湿得之，有阴，有阳，在腑，在脏"，其产生是由于"胆液为湿所阻，渍于脾，浸淫肌肉，溢于皮肤，色如熏黄"，"瘀热在里，胆热液泄"所致。

此外，瘀血发黄，蓄血在下焦，治以抵当汤下之。成氏最后又论述了发黄的"死证"。

发狂第四十七

伤寒发狂，何以明之？狂者，猖狂也，谓其不宁也。《难经》曰：狂之始发也，少卧不饥，而自高贤也，自辨智也，自贵倨也，妄笑好歌乐也，妄行走不休也。狂家所起，皆阳盛致然。《内经》曰：阴不胜其阳，脉留薄疾[①]，并乃狂也。又曰：邪入于阳则狂，邪入于阴则瘖。《难经》曰：重阳者狂，重阴者癫。《脉经》曰：阴附阳则狂，阳附阴则癫。《病源》曰：阳邪并于阳则狂，阴邪并于阴则癫，即诸经之狂为阳盛也明矣。又阳明之病，恶人与火，闻木音则惕然而惊，心欲动，独闭户牖而处，甚则欲上高而歌，弃衣而走，逾垣上屋，其所上之处，皆非素能者，是谓阳邪并于阳明也。伤寒热毒在胃，并于心脏，使神不宁，而志不定，遂发狂也。伤寒至于发狂，为邪热至极也，非大吐下则不能已。又有热在下焦，其人如狂者。经曰：热入膀

---

① 脉留薄疾：《素问·生气通天论》谓："阴不胜其阳，则脉流薄疾，并乃狂。"

胱，其人如狂。谓之如狂，则未至于狂，但卧起不安尔。其或狂言，目反直视，又为肾之绝。汗出辄复热，狂言不能食，又为失志，死。若此则殆，非药石之所及，是为真病焉。

【点评】狂是以精神亢奋，躁扰喧狂不宁，毁物打骂，动而多怒，狂乱奔走，不避水火，不避亲疏等精神失常为特征的疾病。成氏引用《内经》《难经》《脉经》《诸病源候论》等有关狂病的论述，强调狂的病机主要为阳热亢盛，心神惊扰。所谓"狂家所起，皆阳盛致然"，"伤寒热毒在胃，并于心脏，使神不宁，而志不定，遂发狂"，发狂为"邪热至极"。论治则用大吐下法。《伤寒标本心法类萃·发狂》对治法用药做了总结："伤寒，发狂奔走，骂詈不避亲疏，此阳有余、阴不足，三一承气汤加当归、姜、枣名当归承气汤，以利数行，候微缓以三圣散吐之，后用凉膈散、黄连解毒汤调之。谵语发狂，逾垣上屋，赴井投河，皆为阳热极甚，用三一承气合解毒下之。惊悸癫狂，三一承气汤。发狂极甚，投河入井者，三下不过，不可攻下，便当涌之，以瓜蒂散，吐出痰涎、宿物，一扫而愈，后以甘露饮三十四类调之。"

对于蓄血之"如狂""发狂"，仲景根据蓄血之轻重，分别用桃核承气汤、抵当汤以攻下之。王清任《医林改错》用癫狂梦醒汤治疗瘀血狂证，谓"癫狂一症，苦笑不休，骂詈歌唱，不避亲疏，许多恶态，乃气血凝滞，脑气与脏腑气不接，如同做梦一样。"以癫狂梦醒汤（桃仁八钱、柴胡三钱、香附二钱、木通三钱、赤芍三钱、半夏二钱、腹皮三钱、青皮二钱，陈皮三钱、桑皮三钱、苏子四钱、甘草五钱）治之。

霍乱第四十八

伤寒霍乱，何以明之？上吐而下利，挥霍而撩乱是也。邪在上焦者，但吐而不利；邪在下焦者，但利而不吐；若邪在中焦，胃气不治，为邪所伤，使阴阳乖隔，遂上吐而下利。若止呕吐，而利经止，得之吐利，必也上吐下利，躁扰烦乱，乃谓之霍乱。其与但称吐利者，有以异也。伤寒吐利者，邪气所伤；霍乱吐利者，饮食所伤也。其有兼伤寒之邪，内外不和者，加之头痛发热而吐利也。经曰：病发热头痛，身疼，恶寒，吐利者，此属何病？答曰：此名霍乱。自吐下又利止，复更发热也，是霍乱兼伤寒者也。霍乱头痛发热，热多欲饮水者，五苓散主之；寒多不用水者，理中丸主之。以其中焦失治，阴阳乖隔，必有偏之者。偏阳则多热，偏阴则多寒。许仁则曰：病有干霍乱，有湿霍乱。干霍乱死者多，湿霍乱死者少。盖吐利则所伤之物，得以出泄，虽霍乱甚，则止与胃中水谷泄尽则止矣，所以死者少。及其干霍乱而死多者，以其上不得吐，下不得利，则所伤之物，不得出泄，壅闭正气，关隔阴阳，烦扰闷乱，躁无所安，喘胀干霍乱而死。呜呼！食饮有节，起居有常者，岂得致霍乱耶？饮食自倍，肠胃乃伤，丧身之由，实自致尔。

【点评】霍乱，是以卒然发作、上吐下泻为主要临床表现的病证，吐泻交作，挥霍变乱而生于仓卒之间，故名霍乱。"霍乱"名称始见于《内经》，而其证治则始于《伤寒论》。成氏在本节首先提出了"霍乱"的含义，即"上吐而下利，挥霍而撩乱"，并就"伤寒吐利"与"伤寒霍乱"之异同，从病因病机、病证特点等方面做了区别。其鉴别要点在于"伤寒吐利者，邪气所伤；霍乱吐利者，饮食所伤"，突出了"饮食所伤"在霍乱发病中的重要性。

基于此，他特别强调本病预防的重点在于"饮食有节，起居有常"。

《伤寒论·辨霍乱病脉证并治》对霍乱设有专篇论述，指出了霍乱病的特征，并辨热多、寒多、亡阴、亡阳不同的类型以及治法用药。其治疗用药如五苓散、理中丸、四逆汤、四逆加人参汤、通脉四逆加猪胆汁汤以及桂枝汤等。

在隋唐时期，对霍乱的认识有了较大发展。《诸病源候论·霍乱病诸候》详细论述了霍乱的病因和症状，"温凉不调，阴阳清浊二气有相干乱之时，其乱在于肠胃之间者，因遇饮食而变发"，"其有先心痛者，则先吐，先腹痛者，则先利，心腹并痛者，则吐利俱发。"并首先提出了"干霍乱"之名。《外台秘要》(卷六)则有"湿霍乱"之名。上吐下泻，吐利交作者为湿霍乱；脘腹绞痛，欲吐不吐，欲泻不泻，烦闷不安，短气汗出者，为干霍乱。成氏在本节引用许仁则之言"干霍乱死者多，湿霍乱死者少"，并对其机制做了分析，对霍乱辨治有指导意义。《伤寒论》中谓"呕吐而利者，此名霍乱"，"霍乱自吐下"，是知《伤寒论》所论之霍乱是以吐下为临床表现，当属湿霍乱。

蓄血第四十九

伤寒蓄血，何以明之？蓄血者，血在下焦，结聚而不行，蓄积而不散者是也。血菀于上，而吐血者，谓之薄厥；留于下而瘀者，谓之蓄血。此由太阳随经，瘀热在里，血为热所搏，结而不行，蓄于下焦之所致。经曰：太阳病六七日，表证仍在，脉微而沉，反不结胸，其人发狂者，以热在下焦，少腹当硬满，小便自利者，下血乃愈，抵当汤主之者是也。大抵看伤寒，必先观两目，次看口舌，然后自心下至少腹，以手摄按之，觉有满硬者，则当审而治之。如少腹觉有硬满，便当问其小便。若小便不利者，则是津液留结，可利小便；若小便自利者，则是蓄血之证，可下瘀血。经曰：伤寒有热，少腹满，应小便不利，今反利者，为有血也。又曰：太阳病，身黄，脉沉结，少腹硬，小便不利者，为无血也。小便自利，其人如狂者，血证谛也。皆须抵当丸下之愈。阳明证，其人喜忘，屎虽硬，大便反易，其色必黑，亦是蓄血之证。蓄血于下，所以如狂者，经所谓热结膀胱，其人如狂者是也。血瘀于下，所以喜忘者，《内经》曰：血并于下，乱而喜忘者是也。二者若有其一，则为蓄血证明矣。蓄血之证，又有轻重焉。如狂也，喜忘也，皆蓄血之甚者，须抵当汤、丸以下之。如外已解，但少腹急结者，则为蓄血之轻也，须桃仁承气汤以利之。医之妙者何也？在乎识形证，明脉息，晓虚实，知传变。其于形证之明者，众人所共识，又何以见其妙？必也形证之参差，众人所未识，独先识之，乃所以为妙。且如病人无表里证，发热七八日，虽脉浮数者，可下之。假令已下，脉数不解，合热则消谷善饥，至六七日，不大便者，此有瘀血，抵当汤主之。当不大便，六七日之际，又无喜忘、如狂之证，亦无少腹硬满之候。当是之时，与承气汤下者多矣，独能处以抵当汤下之者，是为医之妙者也。若是者，何以知其有蓄血也？且脉浮而数，浮则伤气，数则伤血，热客于气则脉浮，热客于血则脉数。因下之后，浮数俱去则已。若下之后，数去，其脉但浮者，则荣血间热去，而卫气间热在矣，为邪气独留心中则饥，邪热不杀谷，潮热发渴也。及下之后，浮脉去而数不解者，则卫气间热去，而荣血间热在矣。热气合并，迫血下行，胃虚协热，消谷善饥。血至下焦，若下不止，则血得以去，泄必便脓血也。若不大便六七日，则血不得出泄，必蓄在下焦为瘀血，是须抵当汤下之。此实疾证之奇异，医法之玄微，能审诸此者，真妙医也。

【点评】指出蓄血的含义，是蓄血在下焦，结聚而不行，蓄积而不散。对于蓄血部位具体所指，历代医家见解不一，主要有膀胱说、冲任说、子宫说、大肠说、下焦说等，综合诸医家的论述和结合临床实践来看，伤寒蓄血可在膀胱，可在血室，可在大肠。况且《伤寒论》原文第106条谓"热结膀胱，其人如狂"；第124条则谓"热在下焦，少腹当硬满"；第237条又谓"阳明证，其人喜忘者，必有蓄血……屎虽硬，大便反易，其色必黑。"因此，不可非求于某一实质器官。因为膀胱、血室、大肠均居下焦，所以蓄血部位在下焦较为妥切，虽然有失之笼统之嫌，但不挂一漏万，能尽仲景之义。

伤寒蓄血证，《伤寒论》太阳病篇见于4条，阳明篇见于2条，通常把前者称之为太阳蓄血证，后者称之为阳明蓄血证。成氏认为，蓄血证治，一是把握辨证之要点。蓄血的辨证要点在于：①少腹症状：急结或硬满，若少腹硬满，当问其小便利与不利，"若小便不利者，则是津液留结，可利小便；若小便自利者，则是蓄血之证，可下瘀血。"②神志症状：如狂或发狂，喜忘。"二者若有其一，则为蓄血证明矣。"二是分清蓄血之轻重。太阳蓄血证为太阳病不解，外邪化热入里，与血结于下焦，血蓄下焦不行，轻者见少腹急结，重者少腹硬满；邪热与瘀血互结，上扰心神，轻者见如狂，重者则见发狂等。因病属下焦，故治疗要因势利导，轻者活血化瘀，攻下瘀热，方用桃核承气汤；重者破血逐瘀，方用抵当汤。

劳复第五十

伤寒劳复，何以明之？劳为劳动之劳，复为再发也。是伤寒差后，因劳动再发者也。伤寒新差后，血气未平，余热未尽，劳动其热，热气还经络，遂复发也。此有两种：一者因劳动外伤，二者因饮食内伤。其劳动外伤者，非止强力摇体，持重远行之劳，至于梳头洗面则动气，忧悲思虑则劳神，皆能复也，况其过用者乎？其饮食内伤者，为多食则遗，食肉则复者也。《内经》曰：热病已愈，而时有遗者，何也？以热甚而强食之，病已衰而热有所藏，因其谷气留薄，两阳相合，故有所遗。经曰：病已差，尚微烦，设不了了者，以新虚不胜谷气，故令微烦，损谷则愈。夫伤寒邪气之传，自表至里，有次第焉；发汗吐下，自轻至重，有等差焉。又其劳复则不然，见其邪气之复来也，必迎夺之，不待其传也。经曰：大病差后劳复者，枳实栀子豉汤主之。若有宿食加大黄。且枳实栀子豉汤则吐之，岂待虚烦懊憹之证？加大黄则下之，岂待腹满谵语之候？经曰：伤寒差后更发热者，小柴胡汤主之；脉浮以汗解之，脉沉实者，以下解之。亦是便要拆其邪也。盖伤寒之邪，自外入也；劳复之邪，自内发也。发汗吐下，随宜施用焉。呜呼！劳复也，食复也，诸劳皆可及，御内则死矣。若男女相易，则为阴阳易；其不易自病者，谓之女劳复。以其内损真气，外动邪热，真虚邪盛，则不可治矣。昔督邮顾子献，不以华敷之诊为信，临死致有出舌数寸之验。由此观之，岂不与后人为鉴诫哉！

【点评】指出劳复的含义，即"伤寒差后，因劳动再发者也。"伤寒新愈，正气未复，气血必虚，当慎起居，节饮食，避劳累，否则易导致余邪复发。差后劳复病主要有两种，一是因病后起居劳作、忧悲思虑复发者，名曰"劳复"；二是因饮食不节使病情复发者，名曰"食复"。此外，伤寒差后，因房劳而自发病者，谓之"女劳复"。

仲景于六经病脉证之后，论述差后劳复证治，提示了病后调养的重要性，具有较高的临床意义。《伤寒论·辨阴阳易差后劳复病脉证并治》条文仅有7条，但内容丰富。差后劳复或食复而致烦热痞满者用枳实栀子豉汤除烦，宽中下气，兼有宿食积滞可加大黄以下其积滞。差后复发热者，要平脉辨证，具体分析，可据情分别施以汗、和、下等法。从腰以下有水气者，用牡蛎泽泻散以利小便、逐水邪。病差后喜唾，用理中丸温脾助运。病后虚羸少气，气逆欲吐者，用竹叶石膏汤生津益气，和胃止逆。大病新差，脾胃尚弱，若强食而致"日暮微烦"者，不需服药治疗，只要减少饮食即可，即所谓"损谷则愈"。病发阴阳易，则用烧裈散。成氏认为，劳复之邪与伤寒之邪有别。伤寒之邪是自外而入，劳复之邪，自内而发；伤寒邪气自表入里，有一定的传变规律，而劳复之邪则不然。所以，在治疗原则上，伤寒发病，可根据病邪的传变规律而选择相应的治疗方法；而差后劳复，是邪气复来，"必迎夺之，不待其传"，迅速折其病邪，截断病势进展，以免邪盛正虚，使病加重，预后不良。

后世医家对伤寒差后劳复又有补充和完善。如清代医家何廉臣《通俗伤寒论》论伤寒复证，有劳复、食复、房复、感复、怒复五大类，从因、证、脉、治加以分析。其差后调理法包括药物调理、食物调理、气候调理、情欲调理、起居调理等诸法。诸此，均充分体现了《内经》"未病先防，已病防变，愈后防复"的重要思想。

卷四药方论

药方论序

制方之体，宣、通、补、泻、轻、重、涩、滑、燥、湿，十剂是也。制方之用，大、小、缓、急、奇、耦①、复，七方是也。是以制方之体欲成七方之用者，必本于气味生成，而制方成焉。其寒、热、温、凉四气者，生乎天；酸、苦、辛、咸、甘、淡六味者，成乎地。生成而阴阳造化之机存焉。是以一物之内，气味兼有；一药之中，理性具矣。主对治疗，由是而出，斟酌其宜，参合为用。君臣佐使，各以相宜；宣摄变化，不可胜量。一千四百五十三病之方，悉自此而始矣。其所谓君臣佐使者，非特谓上药一百二十种为君，中药一百二十种为臣，下药一百二十五种为佐使，三品之君臣也。制方之妙，的②与病相对。有毒无毒，所治为病主，主病之谓君，佐君之谓臣，应臣之谓使。择其相须、相使；制其相畏、相恶；去其相反、相杀。君臣有序，而方道备矣。方宜一君、二臣、三佐、五使，又可一君、三臣、九佐使也。多君少臣，多臣少佐，则气力不全。君一、臣二，制之小也；君一、臣三、佐五，制之中也；君一、臣三、佐九，制之大也。君一、臣二，奇之制也；君二、臣四，耦之制也；君二、臣三，

---

① 耦：同"偶"。
② 的：准确。

奇之制也；君二、臣六，耦之制也。近者奇之，远者耦之。所谓远近者，身之远近也。在外者身半以上，同天之阳，其气为近；在内者身半以下，同地之阴，其气为远。心肺位膈上，其脏为近；肾肝位膈下，其脏为远。近而奇耦，制小其服；远而奇耦，制大其服。肾肝位远，数多则其气缓，不能速达于下，必剂大而数少，取其气迅急，可以走下也。心肺位近，数少则其气急，不能发散于上，必剂少而数多，取其气易散，可以补上也。所谓数者，肾一、肝三、脾五、心七、肺九，为五脏之常制，不得越者。补上治上，制以缓；补下治下，制以急。又急则气味厚，缓则气味薄，随其攸利而施之，远近得其宜矣。奇方之制，大而数少，以取迅走于下，所谓下药不以耦；耦方之制，少而数多，以取发散于上，所谓汗药不以奇。经曰：汗者不以奇，下者不以耦。处方之制无逾是也。然自古诸方，历岁浸远，难可考评，惟张仲景方一部，最为众方之祖，是以仲景本伊尹之法，伊尹本神农之经，医帙之中，特为枢要。参今法古，不越毫末，实乃大圣之作也。一百一十二方之内，择其医门常用者，方二十首，因以方制之法明之，庶几少发古人之用心焉。

【点评】这是成无己为《药方论》写的自序。任应秋在《中医各家学说》谓："人皆知其（指成无己）为注仲景方的首创，而不知其实为发挥《素问》制方学的巨匠。"此话实不过誉，从其自序中即可窥见一斑。

首先，成氏在传承"十剂""七方"之说的基础上，提出新的制方理论。成氏云："制方之体，宣、通、补、泻、轻、重、涩、滑、燥、湿，十剂是也。制方之用，大、小、缓、急、奇、耦、复，七方是也。"所谓"十剂"，为古时药物功用的分类法。"十剂"据明代李时珍《本草纲目》记载，出自北齐徐之才的《药对》，并引徐之才曰："药有宣、通、补、泄、轻、重、涩、滑、燥、湿十种，是药之大体，而《本经》不言，后人未述。凡用药者，审而详之，则靡所遗失矣。"也有医家认为出自唐代陈藏器的《本草拾遗》。关于"十剂"的具体内容，最早见于宋·唐慎微《重修政和经史证类备用本草》卷一序例。其中，宋·掌禹锡《嘉祐本草·序例》第三自然段有云："至如宣可去壅，即姜、桔之属是也。通可去滞，即通草、防己之属是也。补可去弱，即人参、羊肉之属是也。泄可去闭，即葶苈、大黄之属是也。轻可去实，即麻黄、葛根之属是也。重可去怯，即磁石、铁粉之属是也。涩可去脱，即牡蛎、龙骨之属是也。滑可去著，即冬葵、榆皮之属是也。燥可去湿，即桑白皮、赤小豆之属是也。湿可去枯，即紫石英、白石英之属是也。只如此体，皆有所属，凡用药者，审而详之，则靡所遗失矣。"

所谓"七方"，为古时方剂的分类方法。"七方"最早见于《素问·至真要大论》，云："治有缓急，方有大小……近者奇之，远者偶之……奇之不去则偶之，是谓重方。"重方，亦称复方。成氏本于此理论，约定为七方并云："制方之用，大、小、缓、急、奇、偶、复，七方是也。"

成氏认为，"是以制方之体欲成七方之用者，必本于气味生成，而制方成焉。其寒、热、温、凉四气者，生乎天；酸、苦、辛、咸、甘、淡六味者，成乎地。生成而阴阳造化之机存焉。是一物之内，气味兼有；一药之中，理性具矣，主对治疗，由是而出，斟酌其宜，参合为用。君臣佐使，各以相宜；宣摄变化，不可胜量。"这就是成氏的方制之说。其核心内容，一是必本于气味生成而制方；二是以《素问·至真要大论》之理，阐述君臣佐使制方理论。方剂的组成原则，《素问·至真要大论》有"主病之谓君，佐君之谓臣，应臣之谓使，非上下三品之谓也。"但对于监制作用的佐药，却没有论述。又有："君一臣二，制之小也；君一臣三佐五，制之中也；君一臣三佐九，制之大也。"但对于使药，没有涉及。成氏将其归纳，以成"君臣佐使"的配伍原则，所谓

"君臣佐使，各以相宜。"这正如任应秋所总结：成氏凡分析桂枝汤等二十方，"悉本《素问·至真要大论》四气五味以言药之性；君臣佐使以论方之制。"(任应秋《中医各家学说》)

其次，成氏释七方之制，在《素问·至真要大论》理论基础上，又加以阐释和发挥。如《素问·至真要大论》有"气有高下，病有远近，证有中外，治有轻重，适其至所为故也。"又曰："近者奇之，远者偶之。"成氏对于"远近"加以阐释，即"所谓远近者，身之远近也。在外者身半以上，同天之阳，其气为近；在内者身半以下，同地之阴，其气为远。心肺位膈上，其脏为近；肾肝位膈下，其脏为远。"遵循此原则，在释四逆汤时云："四逆属少阴，少阴者肾也，肾肝位远，非大剂则不能达。"此合"远而奇耦，制大其服"之旨。又如对桂枝汤与小建中汤加以鉴别，谓"桂枝汤解表，而芍药数少；建中汤温里，而芍药数多。殊不知二者远近之制，皮肤之邪为近，则制小其服也，桂枝汤芍药佐桂枝同用散，非与建中同体尔；心腹之邪为远，则制大其服也，建中汤芍药佐胶饴以健脾，非与桂枝同用尔。《内经》曰：近而奇耦，制小其服；远而奇耦，制大其服，此之谓也。"综上可见，成氏运用"七方之制"理论阐释经方有参考价值。

桂枝汤方

经曰：桂枝本为解肌，若其人脉浮紧，发热汗不出者，不可与也。常须识此，勿令误也。盖桂枝汤，本专主太阳中风，其于腠理致密，荣卫邪实，津液禁固，寒邪所胜者，则桂枝汤不能发散，必也皮肤疏凑，又自汗，风邪干于卫气者，乃可投之也。仲景以解肌为轻，以发汗为重。是以发汗吐下后，身疼不休者，必与桂枝汤，而不与麻黄汤者，以麻黄汤专于发汗。其发汗吐下后，津液内耗，虽有表邪，而止可解肌，故须桂枝汤以小和之也。桂，味辛热，用以为君，必谓桂犹圭也，宣道诸药，为之先聘，是犹辛甘发散为阳之意。盖发散风邪，必以辛为主，故桂枝所以为君也。芍药味苦酸微寒，甘草味甘平，二物用以为臣佐者。《内经》所谓：风淫所胜，平以辛，佐以苦，以甘缓之，以酸收之，是以芍药为臣，而甘草为佐也。生姜味辛温，大枣味甘温，二物为使者，《内经》所谓：风淫于内，以甘缓之，以辛散之，是以姜枣为使者也。姜枣味辛甘，固能发散，而此又不特专于发散之用。以脾主为胃行其津液，姜枣之用，专行脾之津液而和荣卫者也。麻黄汤所以不用姜枣者，谓专于发汗，则不待行化，而津液得通矣。用诸方者，请熟究之。

桂枝君，二两，去皮　芍药臣佐，三两　甘草臣佐，二两，炙　生姜使，三两，切　大枣使，十二枚，擘

上五味，㕮咀。以水七升，微火煮取三升，去滓，适寒温，服一升。服已须臾，啜热稀粥一升余，以助药力。温覆令一时许，遍身漐漐以有汗者益佳，不可令如水流漓，病必不除。若一服汗出病差，停后服，不必尽剂。若不汗更服，依前法。又不汗，后服小促役①其间，半日许，令三服尽。若病重者，一日一夜服，周时观之。服一剂尽，病证犹在者，更作服；若汗不出，乃服至二三剂。禁生冷、黏滑、肉面、五辛、酒酪、臭恶等物。

【点评】指出桂枝汤专主太阳中风，并与专主太阳伤寒的麻黄汤加以鉴别。《伤寒论》第16条云："桂枝本为解肌，若其人脉浮紧，发热，汗不出者，不可与也。常须识此，勿令误也。"本条旨在警示后学，太阳伤寒是禁用桂枝汤的。

太阳伤寒，是寒邪所胜，病机特点是腠理致密，荣卫邪实，津液禁固，"脉浮紧，发热，汗不出者"，是对太阳伤寒的概括。

---

① 役：疑为衍文。

故治用麻黄汤以发汗解表散寒。太阳中风，是风邪干于卫气，皮肤疏凑，荣弱卫强，"太阳病，发热，汗出，恶风，脉缓者，名为中风。"故用桂枝汤以解肌调和荣卫。成氏特别强调：麻黄汤专于发汗；桂枝汤主在解肌。

成氏运用《素问·至真要大论》气味制方理论解释桂枝汤的方药配伍之理，极有助于学者了解和掌握桂枝汤方药。桂枝汤由桂枝、芍药、甘草、生姜、大枣五味药组成。方中桂枝辛甘发散，解肌祛风，温通卫阳；芍药苦酸微寒，滋阴和荣，以固护荣阴。甘草甘平，配桂枝以辛甘合化为阳以助卫气；配芍药以甘酸合化为阴以滋荣阴。生姜味辛温，大枣味甘温，成氏言"姜枣之用，专行脾之津液而和荣卫者也。"

桂枝汤证涉及条文有10余条之多，而成氏在本节只引用二条，其中一条为第16条，见上述。再一条即《伤寒论》第387条："吐利止，而身痛不休者，当消息和解其外，宜桂枝汤小和之。"该条见霍乱吐利止，说明里气已趋于安和；身痛不休，则言表邪仍羁留未解。其时，机体的总的状况是正气已虚，邪气亦微。故宜酌情解表，使邪去而正不伤，此即"消息和解其外"之意。诚如成氏所言："其发汗吐下后，津液内耗，虽有表邪，而止可解肌，故须桂枝汤以小和之也。"从桂枝汤的服法中，在《伤寒论》所有运用桂枝汤的条文中，多遵循"喝热稀粥，以助药力，温覆以取汗"之医嘱要求，惟有此条只曰"煮取三升，温服一升"，则微和其表明矣。由此可以看出，桂枝汤的两种服药方法，体现出的是仲景运用桂枝汤的重要思路。成氏例举该条，其寓意可见一斑。

麻黄汤方

《本草》有曰：轻可去实，即麻黄、葛根之属是也。实为寒邪在表，皮腠坚实，荣卫胜，津液内固之表实，非腹满便难之内实也。《圣济经》曰：汗不出而腠密，邪气胜而中蕴，轻剂所以扬之，即麻黄、葛根之轻剂耳。麻黄味甘苦，用以为君者，以麻黄为轻剂，而专主发散，是以为君也。桂枝为臣者，以风邪在表又缓，而肤理疏者，则必以桂枝解其肌，是用桂枝为臣。寒邪在经，表实而腠密者，则非桂枝所能独散，必专麻黄以发汗，是当麻黄为主，故麻黄为君，而桂枝所以为臣也。《内经》曰：寒淫于内，治以甘热，佐以辛苦者，兹是类欤。甘草味甘平，杏仁味甘苦温，用以为佐使者。《内经》曰：肝苦急，急食甘以缓之。肝者，荣之主也。伤寒荣胜卫固，血脉不利，是专味甘之物以缓之，故以甘草、杏仁为之佐使。且桂枝汤主中风，风则伤卫，风邪并于卫，则卫实而荣弱。仲景所谓汗出恶风者，此为荣弱卫强者是矣。故桂枝汤佐以芍药，用和荣也。麻黄汤主伤寒，寒则伤荣，寒邪并于荣，则荣实而卫虚。《内经》所谓：气之所并为血虚，血之所并为气虚者是矣。故麻黄佐以杏仁，用利气也。若是之论，实处方之妙理，制剂之渊微，该通君子。熟明察之，乃见功焉。

麻黄_君，三两，去节　桂枝_臣，二两，去皮　甘草_{佐使}，二两，炙　杏仁_{佐使}，七十枚，去皮尖

上四味，以水九升，先煮麻黄，减二升，去上沫，内诸药，煮取二升半，去滓，温服八合，缓取微汗，并不须啜粥，余如桂枝法将息。

【点评】麻黄汤为治疗太阳伤寒之主方，功于发汗散寒解表。成氏运用《本草》"十剂"之说和《内经》气味制方理论解释麻黄汤，

堪称得体。但成氏以风伤卫、寒伤荣为其学术思想，谓"风邪并于卫，则卫实而荣弱""寒邪并于荣，则荣实而卫虚"，并引"《内经》所谓：气之所并为血虚，血之所并为气虚者是矣"加以说理，值得商榷。盖以中风为"卫实而荣弱"，固与桂枝汤证之"荣弱卫强"同义，而伤寒乃"荣实而卫虚"，则令人费解。《素问·玉机真脏论》谓："风寒客于人，使人毫毛毕直，皮肤闭而为热，当时之时，可汗而发之。"风寒袭表，皮毛、肌肉、腠理之闭拒紧敛，营阴郁滞，谓其"荣实"尚可，而言"卫虚"则不可。谓"荣实而卫虚"亦与成氏所言"实为寒邪在表，皮腠坚实，荣卫胜，津液内固之表实"自相矛盾。

《医宗金鉴·订正仲景全书·伤寒论注》阐释麻黄汤方义颇得要领。谓："名曰麻黄汤者，君以麻黄也。麻黄性温，味辛而苦，其用在迅升；桂枝性温，味辛而甘，其能在固表。证属有余，故主以麻黄，必胜之算也；监以桂枝，制节之师也。杏仁之苦温，佐麻黄逐邪而降逆；甘草之甘平，佐桂枝和内而拒外。饮入于胃，行气于玄府，输精于皮毛，斯毛脉合精，溱溱汗出，在表之邪，必尽祛而不留；痛止咳平，寒热顿解，不须啜粥而借汗于谷也。"

大青龙汤方

青龙，东方甲乙木神也，应春而主肝，专发主之令。为敷荣之主，万物出甲开甲，则有两歧，肝有两叶，以应木叶。所以谓之青龙者，以发散荣卫两伤之邪，是应肝木之体耳。桂枝汤主中风，麻黄汤主伤寒，二者发散之纯者也。及乎大青龙汤则不然，虽为发汗之剂，而所主又不一。必也中风脉浮紧，为中风见寒脉，是风寒两伤也。伤寒脉浮缓，为伤寒见风脉，是风寒两伤也。风兼寒，寒兼风，乃大青龙汤专主之也。见兹脉证，虽欲与桂枝汤解肌以祛风，而不能已其寒，则病不去。或欲以麻黄汤发汗以散寒，而不能去其风，则病仍在。兹仲景所以特处大青龙汤，以两解之。麻黄味甘温，桂枝味辛热。寒则伤荣，必以甘缓之。风则伤卫，必以辛散之。此风寒两伤，荣卫俱病，故以甘辛相合，而为发散之剂。表虚肤缓者，则以桂枝为主，此以表实腠理密，则以麻黄为主，是先麻黄后桂枝。兹麻黄为君，桂枝为臣也。甘草味甘平，杏仁味甘苦，苦甘为助，佐麻黄以发表。大枣味甘温，生姜味辛温，辛甘相合，佐桂枝以解肌。石膏味甘辛微寒。风阳邪也，寒阴邪也。风则伤阳，寒则伤阴。荣卫阴阳，为风寒两伤，则非轻剂所能独散也，必须轻重之剂以同散之，乃得阴阳之邪俱已，荣卫之气俱和，是以石膏为使。石膏为重剂，而又专达肌表者也。大青龙汤发汗之重剂也，非桂枝汤之所同，用之稍过，则又有亡阳之失。经曰：若脉微弱，汗出恶风者，不可服，服之则厥逆，筋惕肉瞤，此为逆也。又曰：一服汗者停后服。若复服，汗多亡阳，遂虚，恶风，烦躁，不得眠也。即此观之，剂之轻重可见矣。其用汤者，宜详审之。

麻黄君，六两，去节　桂枝臣，二两，去皮　甘草佐，一两，炙　杏仁佐，四十枚，去皮尖　生姜佐，三两，切　大枣佐，十枚，擘　石膏使，如鸡子大，碎

上七味，以水九升，先煮麻黄，减二升，去上沫，内诸药，煮取三升，去滓，温服一升，取微似汗，汗出多者，温粉止之。一服汗者，停后服。若复服，汗多亡阳，遂虚，恶风，烦躁，不得眠也。

又温粉方

白术　藁本　川芎　白芷各等分

上捣罗为细末，每末一两，入米粉三两，和令匀，粉扑周身止汗。无藁本亦得。

【点评】大青龙汤方证的条文在《伤寒论》有两见，一是第38

条："太阳中风，脉浮紧，发热恶寒，身疼痛，不汗出而烦躁者，大青龙汤主之。"二是第39条："伤寒脉浮缓，身不疼，但重，乍有轻时，无少阴证者，大青龙汤发之。"第38条的"中风脉浮紧"，第39条的"伤寒脉浮缓"，由于与《伤寒论》中麻黄汤证、桂枝汤证的脉象表述相悖，历代注家又以麻黄汤证与桂枝汤证去框套，以致疑窦丛生，众说纷纭。

成氏在《注解伤寒论》解释第38条时说："此中风见寒脉也，浮则为风，风则伤卫；紧则为寒，寒则伤荣。荣卫俱病，故发热恶寒，身疼痛也。风并于卫者，为荣弱卫强；寒并于荣者，为荣强卫弱。今风寒两伤，则荣卫俱实，故不汗出而烦躁也。与大青龙汤发汗，以除荣卫风寒。"在解释第39条时则云："此伤寒见风脉也。伤寒者身疼，此以风胜，故身不疼；中风者身重，此以兼风，故乍有轻时；不发厥吐利，无少阴里证者，为风寒外甚也。与大青龙汤，以发散表中风寒。"成氏又在本节概括为："中风脉浮紧，为中风见寒脉，是风寒两伤也。伤寒脉浮缓，为伤寒见风脉，是风寒两伤也。风兼寒，寒兼风，乃大青龙汤专主之也。见兹脉证，虽欲与桂枝汤解肌以祛风，而不能已其汗，则病不去。或欲以麻黄汤发汗以散寒，而不能去其风，则病仍在。兹仲景所以特处大青龙汤，以两解之。"成氏从风伤卫，寒伤荣，风寒两伤，荣卫俱实之学术观点出发，来解释大青龙汤证的病机，对后世影响极大。许叔微尝云："仲景论治伤寒，一则桂枝，二则麻黄，三则大青龙。桂枝治中风，麻黄治伤寒，大青龙治中风见寒脉、伤寒见风脉，三者如鼎立。(《普济本事方》卷第八)"此后，方有执、喻昌以及《医宗金鉴》等均承此说。

后世不少医家对成氏等从风伤卫，寒伤荣，风寒两伤，荣卫俱实学术观点出发来解释大青龙汤证的病机，提出质疑。如尤怡在《伤寒贯珠集》说："伤寒分立三纲，桂枝主风伤卫，麻黄主寒伤荣，大青龙主风寒荣卫两伤，其说始于成氏，而成于方氏、喻氏。以愚观之，桂枝主风伤卫则是，麻黄主寒伤营则非，盖有卫病而荣不病者矣，未有营病而卫不病者也。至于大青龙证，其辨不在营卫两病，而在烦躁一证，其立方之旨，亦不在并用麻、桂，而在独加石膏。"张志聪在《伤寒论集注·凡例》则断然否定成注的见解，认为"成氏谓风寒两感，荣卫俱伤，宜大青龙汤则悖谬殊甚。"

由此看来，对《伤寒论》中第38条的中风和第39条的伤寒，注家以桂枝汤证和麻黄汤证去框套，可能是由于没有全面理解"中风"与"伤寒"名词的内涵。伤寒、中风作为疾病的分类方法，在《伤寒论》中得到比较广泛的应用，它不仅仅是指太阳篇中的麻黄汤证和桂枝证，同是在阳明篇中有阳明中风、阳明中寒（伤寒），在少阳篇中有少阳中风、少阳伤寒，在太阴篇中，有太阴中风、太阴伤寒等。张仲景划分"伤寒"和"中风"这两个名词是各有一定原则的，概括起来有两点，一是取义于风性疏泄（太阳中风证），寒性凝敛（太阳伤寒证）；一是取义于动者属阳，为中风，静者属阴，为伤寒。大青龙汤证第38条"不汗出而烦躁"，属动为阳，故名中风。第39条"身不痛，但重"，对比第38条不烦躁，属静为阴，故名"伤寒"。

此外，成氏对大青龙汤方名的阐释也有牵强附会之嫌。如谓：青龙为木神，应春而主肝，肝有两叶，以应木叶。"所以谓之青龙者，以发散荣卫两伤之邪，是应肝木之体耳。"喻昌在《尚论篇·太阳经下篇》对大青龙汤方名的内涵解释得比较贴切，谓"仲景取用青龙之法，乃《内经》阳之汗，以天地之雨名之之义也。""天地郁蒸，得雨则和，人身烦躁，得汗则解。大青龙汤证，为太阳无汗而设，与麻黄汤证何异？因有烦躁一症兼见，则非此法不解。"大青龙汤为麻黄汤倍用麻黄，加石膏、生姜、大枣组成。方中麻黄汤倍麻黄加生姜，发汗之力峻猛；石膏辛寒，清透郁热；大枣甘温，以资汗源。药后气升津泄，汗出邪解，犹

"龙升雨降"，故取"青龙"而命名。程应旄《伤寒论后条辨》(卷六)对此有一段精辟的论述："烦躁须汗出而解，汗剂无如麻黄汤，然而辛热之性散寒虽有余，而壮热则愈甚，一用之而斑黄狂闷之证随汗势而燎原，奈何？故加石膏于麻黄汤中名曰大青龙汤，使辛热之剂变为辛凉，则寒得麻黄汤之辛热而外出，热得石膏之甘寒而内解，龙升雨降，郁热顿除矣。"此论对临床运用大青龙汤有启迪意义。

小青龙汤方

青龙象肝木之两歧，而主两伤之疾。中风见寒脉，伤寒见风脉，则为荣卫之两伤，故以青龙汤主之。伤寒表不解，则麻黄汤可以发；中风表不解，则桂枝汤可以散。惟其表且不解，而又加之心下有水气，则非麻黄汤所能发，桂枝汤所能散，乃须小青龙汤，始可祛除表里之邪气尔。麻黄味甘辛温，为发散之主，表不解，应发散之，则以麻黄为君。桂味辛热，甘草味甘平，甘辛为阳，佐麻黄表散之，用二者所以为臣。芍药味酸微寒，五味子味酸温，二者所以为佐者，寒饮伤肺，咳逆而喘，则肺气逆。《内经》曰：肺欲收，急食酸以收之。故用芍药、五味子为佐，以收逆气。干姜味辛热，细辛味辛热，半夏味辛微温，三者所以为使者，心下有水，津液不行，则肾气燥。《内经》曰：肾苦燥，急食辛以润之。是以干姜、细辛、半夏为使，以散寒水。逆气收，寒水散，津液通行，汗出而解矣。心下有水气，散行则所传不一，故又有增损之证：若渴者，去半夏，加栝蒌根。水蓄则津液不行，气燥而渴。半夏味辛温，燥津液者也，去之则津液易复。栝蒌根味苦微寒，润枯燥者也，加之则津液通行，是为渴所宜也。若微利，去麻黄，加芫花。水气不行，渍入肠间，则为利。下利者不可攻其表，汗出必胀满。麻黄专为表散，非下利所宜，故去之。芫花味苦寒，酸苦为涌泄之剂，水去利则止，芫花下水，故加之。若噫者去麻黄，加附子。经曰：水得寒气，冷必相搏，其人即𩊀。又曰：病人有寒，复发汗，胃中冷，必吐蛔。噫为胃气虚竭，麻黄发汗，非胃虚冷所宜，故去之。附子辛热，热则温其气，辛则散其寒，而噫者为当。两相佐之，是以祛散冷寒之气。若小便不利，少腹满，去麻黄，加茯①苓。水蓄在下焦不行，为小便不利，少腹满。凡邪客于体者，在外者可汗之，在内者下之，在上者可涌之，在下者可泄之。水蓄下焦，渗泄可也，发汗则非所当，故去麻黄。而茯苓味甘淡，专行津液。《内经》曰：热淫于内，以淡渗之。渗溺行水，甘淡为所宜，故加茯苓。若喘者去麻黄，加杏仁。喘为气逆，麻黄发阳，去之则气易顺。杏仁味甘苦温，加之以泄逆气。《金匮要略》曰：其形如肿者，故不内麻黄，乃内杏子。以麻黄发其阳，故喘逆形肿，标本之疾，加减所同，盖其类矣。

麻黄君，三两，去节　甘草臣，三两，炙　桂枝臣，三两，去皮　芍药佐，三两　五味子佐，半升　细辛使，三两　干姜使，三两　半夏使，半升，洗

上八味，以水一斗，先煮麻黄，减二升，去上沫，内诸药，煮取三升，去滓，温服一升。

【点评】成氏依《内经》气味制方理论以释小青龙汤方义，有理有据。小青龙汤由麻黄汤去杏仁加干姜、细辛、五味子、芍药、半夏所组成。麻黄发汗解表散寒，配桂枝可增强宣散寒邪，通畅阳气的作用；桂枝与芍药相配，调和荣卫；干姜、细辛、半夏散寒宣肺，降逆化痰涤饮；芍药、五味子酸敛护阴以收逆气，止咳喘，而不使麻桂姜辛等升散太过；甘草与桂枝相配以辛甘化阳，与芍药相伍以酸甘化阴，和中而调和诸药。

《伤寒论》小青龙汤方后注有："若渴，去半夏，加栝蒌根三

---

① 茯：原作"附"，据文义改。

两；若微利，去麻黄，加荛花，如一鸡子，熬，令赤色；若噎者，去麻黄，加附子一枚，炮；若小便不利，少腹满者，去麻黄，加茯苓四两；若喘，去麻黄，加杏仁半升，去皮尖。"对于小青龙汤的五个或然症的加减用药，后世不少医家曾提出疑义。甚至有的注家认为非仲景意。成氏《注解伤寒论》中把这一段"方后注"不作原文，而作为注释之文。在本节提出"心下有水气，散行则所传不一，故又有增损之证。"其对用药加减旨义之分析，详明可取。

大承气汤方

承，顺也。伤寒邪气入胃者，谓之入腑。腑之为言聚也。胃为水谷之海，荣卫之源。水谷会聚于胃，变化而为荣卫。邪气入于胃也，胃中气郁滞，糟粕秘结，壅而为实，是正气不得舒顺也。《本草》曰：通可去滞，泄可去邪。塞而不利，闭而不通，以汤荡涤，使塞者利而闭者通，正气得以舒顺，是以承气名之。王冰曰：宜下必以苦，宜补必以酸，言酸收而苦泄也。枳实苦寒，溃坚破结，则以苦寒为之主，是以枳实为君。厚朴味苦温，《内经》曰：燥淫于内，治以苦温。泄满除燥，则以苦温为辅，是以厚朴为臣。芒硝味咸寒，《内经》曰：热淫于内，治以咸寒。人伤于寒，则为病热，热气聚于胃，则谓之实。咸寒之物，以除消热实，故芒硝为佐。大黄味苦寒，《内经》曰：燥淫所胜，以苦下之。热气内胜，则津液消而肠胃燥。苦寒之物，以荡涤燥热，故以大黄为使，是以大黄有将军之号也。承气汤，下药也，用之尤宜审焉。审知大满大实，坚有燥屎，乃可投之也。如非大满，则犹生寒热，而病不除。况无满实者，而结胸痞气之属，由是而生矣。是以《脉经》有曰：伤寒有承气之戒，古人亦特谨之。

枳实君，炙，五枚　厚朴臣，半斤，炙，去皮　芒硝佐，三合　大黄使，四两，酒洗

上四味，以水一斗，先煮二物，取五升，去滓，内大黄，更煮取二升，去滓，内芒硝，更上微火一两沸，分温再服，得下，余勿服。

【点评】指出"承气"方名的含义。承，顺之意。邪气入于胃，胃中气郁滞，糟粕秘结，壅而为实，是正气不得舒顺也。"以汤荡涤，使塞者利而闭者通，正气得以舒顺，是以承气名之。"可谓简明扼要。吴鞠通在《温病条辨·中焦篇》进一步阐释："承气者，承胃气也。盖胃之为腑，体阳而用阴，若在无病时，本系自然下降，今为邪气盘踞于中，阻其下降之气，胃虽自欲下降而不能，非药力助之不可，故承气汤通胃结，救胃阴，仍系承胃腑本在下降之气，非有一毫私智穿凿于其间也，故汤方承气，学者若真能透彻此义，则施用承气，自无弊窦。"吴鞠通指出承气汤"通胃结救胃阴"，颇有见地。

成氏认为大承气汤以枳实为君药尚有争议。《素问·至真要大论》谓："主病之谓君。"邹澍在《本经疏证》论大、小承气汤，调胃承气汤时指出："有用枳朴者，有不用枳朴者，有用芒硝者，有不用芒硝者，有用甘草者，有不用甘草者，惟大黄则无不用，是承气之名，固当属大黄。"显然，大黄当为三承气汤之君药，更为合理。

大柴胡汤方

虚者补之，实者泻之，此言所共知。至如峻、缓、轻、重之剂，则又临时消息焉。大满大实，坚有燥屎，非快剂则不能泄，大小承气汤峻，所以泄坚满者也。如不至大坚满，邪热甚，而须攻下者，又非

承气汤之可投，必也轻缓之剂攻之。大柴胡汤缓，用以逐邪热也。经曰：伤寒发热七八日，虽脉浮数者，可下之，宜大柴胡汤。又曰：太阳病，过经十余日，反二三下之，后四五日，柴胡证仍在者，先与小柴胡汤。呕不止，心下急，郁郁微烦者，为未解也，可与大柴胡汤下之则愈。是知大柴胡为下剂之缓也。柴胡味苦平微寒，伤寒至于可下，则为热气有余，应火而归心，苦先入心，折热之剂，必以苦为主，故以柴胡为君。黄芩味苦寒，王冰曰：大热之气，寒以取之。推除邪热，必以寒为助，故以黄芩为臣。芍药味酸苦微寒，枳实味苦寒。《内经》曰：酸苦涌泄为阴。泄实折热，必以酸苦，故以枳实、芍药为佐。半夏味辛温，生姜味辛温，大枣味甘温。辛者，散也，散逆气者，必以辛；甘者，缓也，缓正气者，必以甘。故半夏、生姜、大枣为之使也。一方加大黄，以大黄有将军之号，而攻专于荡涤。不加大黄，恐难攻下，必应以大黄为使也。用汤者，审而行之，则十全之功可得矣。

柴胡君，半斤　黄芩臣，三两　枳实佐，四枚，炙　芍药佐，三两　生姜使，五两，切　半夏使，半升，洗　大枣使，十二枚，擘

上件七味，以水一斗二升，煮取六升，去滓，再煎，温服一升，日三服。一方加大黄二两。若不加，恐不名大柴胡汤。

【点评】成氏论大柴胡汤的内容概之有三：一是认为大柴胡汤为攻下之缓剂；二是以君臣佐使及药物归经理论，详析本方的配伍规律；三是提出大柴胡汤方中应以有大黄为是。

大柴胡汤仲景书凡四见。《伤寒论》第 136 条："伤寒十余日，热结在里，复往来寒热者，与大柴胡汤。"第 165 条："伤寒发热，汗出不解，心中痞硬，呕吐而下利者，大柴胡汤主之。"第 103 条："太阳病，过经十余日，反二三下之，后四五日，柴胡证仍在者，先与小柴胡汤。呕不止，心下急，郁郁微烦者，为未解也，与大柴胡汤，下之则愈。"《金匮要略·腹满寒疝宿食病脉

证治》："按之心下满痛者，此为实也，当下之，宜大柴胡汤。"基于原文中有"下之则愈"，大柴胡汤组方中有枳实、大黄，所以，成氏把大柴胡汤看作是攻下剂，并与大小承气汤比较，谓"大小承气汤峻，所以泄坚满也"；"大柴胡汤缓，用以逐邪热也"，故"大柴胡汤为下剂之缓也。"

成氏在本节所引"经曰：伤寒发热七八日，虽脉浮数者，可下之，宜大柴胡汤"条文，见于晋·王叔和《脉经·病可下证》，原文为"病者无表里证，发热七八日，虽脉浮数，可下之，属大柴胡汤。"《脉经》作为王叔和整理仲景著作的结晶，尤其第7卷可视为现存最早的《伤寒论》版本。《脉经》中大柴胡汤的证治范围较宋本《伤寒论》更加广泛，其中，诸多条文明示大柴胡汤可以代替大承气汤治疗阳明腑实证。如"伤寒六七日，目中不了了，睛不和，无表里证，大便难，微热者，此为实，急下之，属大柴胡汤、承气汤证"，"少阴病，下利清水，色青者，心下必痛，口干燥者，可下之，属大柴胡汤、承气汤证"，"脉滑而数者，有宿食，当下之，属大柴胡汤、承气汤证"等条文。由此可以看出，成氏把大柴胡汤认作是攻下剂与《脉经》亦有渊源。

当代伤寒大家刘渡舟在《伤寒论诠解》指出：考原文有"下之，则愈"一语，则知方中自然当有大黄。"本方与大承气汤相较，泻下之力虽稍逊一等，但药力也相当可观，临证亦不可轻举妄用。"从以上意义上来说，成氏把大柴胡汤看作是"攻下之缓剂"确有道理。

后世诸多医家解读大柴胡汤证，是把大柴胡汤方证与小柴胡汤方证联系起来对比分析。按仲师的方剂命名习惯和规律，证分轻重，方有大小。小柴胡汤主治少阳病，为和解少阳之剂；大柴胡汤由小柴胡汤去人参、甘草加枳实、芍药、大黄组成，主治少阳兼里实之证，为和解少阳兼通下之剂。如《医宗金鉴·订正仲景全书·伤寒论注·辨少阳病脉证并治全篇》说："柴胡证在，又复有里，故立少阳两解之法。以小柴胡汤加枳实、芍药者，解其外以和其内也；去参草者，以里不虚也；少加大黄，所以泻结热也；倍生姜者，因呕不止也。"尤怡《伤寒贯注集》（卷五）又谓："按大柴胡有柴胡、生姜、半夏之辛而走表，黄芩、芍药、枳实、大黄之苦而入里，乃表里并治之剂。"

小柴胡汤方

伤寒，邪气在表者，必渍形以为汗。邪气在里者，必荡涤以为利。其于不外不内，半表半里，既非发汗之所宜，又非吐下之所对，是当和解则可矣。小柴胡为和解表里之剂也。柴胡味苦平，微寒，黄芩味苦寒。《内经》曰：热淫于内，以苦发之。邪在半表半里，则半成热矣。热气内传之不可，则迎而夺之，必先散热，是以苦寒为主，故以柴胡为君，黄芩为臣，以成彻热发表之剂。人参味甘温，甘草味甘平。邪气传里，则里气不治。甘以缓之，是以甘物为之助，故用人参、甘草为佐，以扶正气而复之也。半夏味辛微温。邪初入里，则里气逆，辛以散之，是以辛物为之助，故用半夏为佐，以顺逆气而散邪也。里气平正，则邪气不得深入，是以三味佐柴胡以和里。生姜味辛温，大枣味甘温。《内经》曰：辛甘发散为阳。表邪未已，迤逦内传，既未作实，宜当两解。其在外者，必以辛甘之物发散，故生姜、大枣为使，辅柴胡以和表。七物相合，两解之剂当矣。

邪气自表未敛为实，乘虚而凑，则所传不一，故有增损以御之。胸中烦而不呕，去半夏、人参，加栝蒌实。烦者，热也；呕者，气逆也；胸中烦而不呕，则热聚而气不逆，邪气欲渐成实也。人参味甘为补剂，去之使不助热也。半夏味辛为散剂，去之以无逆气也。栝蒌实味苦寒，除热必以寒，泄热必以苦，加栝蒌实以通胸中郁热。若渴者，去半夏，加人参、栝蒌根。津液不足则渴，半夏味辛性躁，渗津液物也，去之则津液易复。人参味甘而润，栝蒌根味苦而坚，坚润相合，津液生而渴自已。若腹中痛者，去黄芩，加芍药。宜通而塞为痛，邪气入里，里气不足，寒气壅之则腹中痛。黄芩味苦寒，苦性坚而寒中，去之则中气易和。芍药味酸苦微寒，酸性泄而利中，加之则里气得通，而痛自已。若胁下痞硬，去大枣，加牡蛎。《内经》曰：甘者令人中满。大枣味甘温，去之则硬浸散。咸以软之，牡蛎味酸咸寒，加之则痞者消而硬者软。若心下悸，小便不利者，去黄芩，加茯苓。心下悸，小便不利，水蓄而不行也。《内经》曰：肾欲坚，急食苦以坚之。坚肾则水益坚，黄芩味苦寒，去之则蓄水浸行。《内经》曰：淡味渗泄为阳。茯苓味甘淡，加之则津液通流。若不渴，外有微热，去人参加桂。不渴则津液足，去人参，以人参为主内之物也。外有微热，则表证多，加桂以取汗，发散表邪也。若咳者，去人参、大枣、生姜，加五味子、干姜。肺气逆则咳，甘补中，则肺气愈逆，故去人参、大枣之甘。五味子酸温，肺欲收，急食酸以收之。气逆不收，故加五味子之酸。生姜、干姜一物也。生者温而干者热，寒气内淫，则散以辛热。盖诸咳皆本于寒，故去生姜，加干姜。是相假之，以正温热之功。识诸此者，小小变通，触①类而长焉。

柴胡君，半斤　黄芩臣，三两　人参佐，一两　甘草佐，三两，炙　半夏佐，半升，洗　生姜使，三两，切　大枣使，十二枚，擘

上七味，以水一斗二升，煮取六升。去滓，再煎，取三升，温服一升，日三服。

【点评】"伤寒，邪气在表者，必渍形以为汗。邪气在里者，必荡涤以为利。其于不外不内，半表半里，既非发汗之所宜，又非吐下之所对，是当和解则可矣。小柴胡为和解表里之剂也。"这是成氏对少阳病主"半表半里"和小柴胡汤为"和解剂"的最经典

---

① 触：原作"独"，据清刻本、《丛书集成》本改。

的论述。

"半表半里"概念首先由成无己所提出。张仲景《伤寒论》并无"半表半里"之词，只是在原文第 148 条"伤寒五六日，头汗出，微恶寒，手足冷，心下满，口不欲食，大便硬，脉细者，此为阳微结，必有表复有里也。脉沉，亦在里也。汗出为阳微，假令纯阴结，不得复有外证，悉入在里，此为半在里半在外也。脉虽沉紧，不得为少阴病，所以然者，阴不得有汗，今头汗出，故知非少阴也，可与小柴胡汤。设不了了者，得屎而解"中提及"半在里半在外"。可见张仲景所谓"半在里半在外"亦即"必有表，复有里"，是指表里同病。成氏首提"半表半里证"是在对《伤寒论》原文第 96 条的解释中。第 96 条："伤寒五六日，中风，往来寒热，胸胁苦满，嘿嘿不欲饮食，心烦喜呕，或胸中烦而不呕，或渴，或腹中痛，或胁下痞硬，或心下悸，小便不利，或不渴，身有微热，或渴者，小柴胡汤主之。"成氏《注解伤寒论》释曰："病有在表者，有在里者，有在表里之间者，此邪气在表里之间，谓之半表半里。"可见成氏所谓"半表半里"是指邪气既不在表，亦不在里，而在表里之间。由是观之，成无己的"半表半里"与张仲景的"半在里半在外"内涵是有差异的。成氏又对"半表半里证"的表现做了详尽的阐述："今邪在半表半里之间，未有定处，是以寒热往来也。""今止言胸胁苦满，即邪气在表里之间。""嘿嘿者，邪气自表之里，在表里之间也。"在之后的条文中，成氏也多用半表半里以概括少阳病位，如把第 264 条少阳中风注解为"邪在少阳，为半表半里"，第 265 条少阳伤寒注解为"邪客少阳，为半在表，半在里"，由此发展为后世的少阳病位为半表半里学说。

基于少阳病位的"半表半里"立论，成氏提出了"和解法"。他认为"伤寒，邪气在表者，必渍形以为汗。邪气在里者，必荡涤以为利。其于不外不内，半表半里，既非发汗之所宜，又非吐下之所对，是当和解则可矣。小柴胡为和解表里之剂也。"他在论述小柴胡汤的方义时指出，小柴胡汤证是"表邪未已，迤逦内传，既未作实"的半表半里证，宜当两解。表邪未解，故用柴胡、黄芩彻热发表；"既未作实"是指尚未成阳明病，但已"迤逦内传"，故用人参、甘草、半夏佐柴胡以和里，又用生姜、大枣，辅柴胡以和表，"七物相合，两解之剂当矣。"由是观之，根据成无己的观点，小柴胡汤实为"和解表里"之剂。由于成氏在本节将"半表半里－和解－小柴胡汤"一线贯穿，后世注家把小柴胡汤解读为"和解少阳"之剂，"和解少阳法"亦得以确立。如柯琴《伤寒来苏集·伤寒附翼·少阳总论》谓小柴胡汤"为少阳枢机之剂，和解表里之总方也。"程钟龄在《医学心悟·医门八法》论和法时说："伤寒在表者，可汗；在里者，可下；其在半表半里者，惟有和之一法焉。仲景用小柴胡汤加减是矣。"至此，和法成为汗、吐、下、和、温、清、消、补"医门八法"之一。

成氏提出的少阳病位主"半表半里"和治用"和解"学说，对明清温病学家借以探讨温病的病机和治法亦有影响，从而产生了膜原、三焦等一系列以半表半里学说为根基的系统学说。如吴又可在《温疫论》中提出温疫病"邪伏膜原"的认识与"疏利开达"的治法，认为温疫初起，邪气既不在表，亦不在里，而是伏于膜原，是为半表半里。所以有"此邪不在经，汗之徒伤表气，热亦不减"，"又不可下，此不在里，下之徒伤胃气，其渴愈甚"。提出只"宜用达原饮(槟榔、厚朴、草果、知母、芍药、甘草)以透膜原之邪为当。"遵吴又可之法，叶桂、薛雪、俞根初、吴瑭、雷丰等人制定了一系列加减达原饮法，以治疗湿热邪留膜原证，丰富了温病"和解法"的内容。清·叶桂在《外感温热论》中提出"再论气病有不传血分而邪留三焦，亦如伤寒中少阳病也。彼则和解表里之半，此则分消上下之势，随症变法，如近时杏朴苓等类，或如温胆汤之走泄。"与《伤寒论》少阳半表半里归类对比，提出取杏仁宣化上焦，厚朴温运中焦，茯苓渗利下焦或取温胆汤以分消走泄，驱逐湿邪。

栀子豉汤方

《内经》曰：其高者，因而越之；其下者，引而竭之；中满者，泻之于内；其有邪者，渍形以为汗；其在皮者，汗而发之。治伤寒之妙，虽有变通，终不越此数法也。伤寒邪气自表而传里，留于胸中，为邪在高分，则可吐之，是越之之法也。所吐之证，亦自不同。如不经汗下，邪气蕴郁于膈，则谓之膈实，应以瓜蒂散吐之，瓜蒂散吐胸中实邪者也。若发汗吐下后，邪气乘虚留于胸中，则谓之虚烦，应以栀子豉汤吐之，栀子豉汤吐胸中虚烦者也。栀子味苦寒。《内经》曰：酸苦涌泄为阴。涌者，吐之也，涌吐虚烦，必以苦为主，是以栀子为君。烦为热胜也，涌热者，必以苦，胜热者，必以寒，香豉味苦寒，助栀子以吐虚烦，是以香豉为臣。《内经》曰：气有高下，病有远近，证有中外，治有轻重，适其所以为治，依而行之，所谓良矣。

栀子君，十四枚，擘　香豉臣，四合，绵裹

上二味，以水四升，煮栀子，取二升半，去滓，内豉，更煮取一升半，去滓，分二服。温进一服，得快吐者，止后服。

【点评】栀子豉汤（包括加减方如栀子厚朴汤、栀子干姜汤），共有6条原文，成氏认为栀子豉汤为吐剂，其后注家从此说者甚多。综合其理由有三：一是因邪在上焦胸膈，因其高而越之，当涌吐而愈；二是因其方后注有"得吐者，止后服"6字；三是因吐剂瓜蒂散中有豆豉，以为豆豉为涌吐之品，栀豉剂中有豆豉，自然为吐剂。

很显然，这些依据是不充分的。"得吐者，止后服"此6字是否系后人所加，虽不得而知，然其与方剂功效不符，则十分显然。从原著条文看，并无一条言吐者。再者，本经汗吐下误治，岂能再误？栀子甘草豉汤证已兼少气不足，何堪再施吐法。栀子生姜豉汤证，有呕者，加生姜止呕，则是于催吐剂中，更加止呕之药，岂非自相龃龉。可见栀子豉汤用于催吐不是《伤寒论》的本旨。

从用药看，栀子豉汤由栀子、豆豉组成，二药均非吐药。用苦寒之栀子清热除烦，辛甘微苦寒之豆豉升散郁热，共达清宣透热，达邪外出之功效。再从实际应用看，多数人服栀子豉汤后并无催吐现象。只有个别病人服药后作吐的，这是因为胸脘火热蕴郁太甚，得药力与之相搏，郁极乃发而上逆作呕，故这时的吐是使郁开热解而致愈的一种机转。

瓜蒂散方

华佗曰：四日在胸，则可吐之，此迎而夺之之法也。《千金方》曰：气浮上部，填塞心胸，胸中满者，吐之则愈，此随证治之之法也。大约伤寒四五日，邪气客于胸中之时也，加之胸中烦满，气上冲咽喉不得息者，则为吐证具，乃可投诸吐药，而万全之功有之矣。瓜蒂味苦寒。《内经》曰：湿气在上，以苦吐之。寒湿之气，留于胸中，以苦为主，是以瓜蒂为君。赤小豆味酸温[①]。《内经》曰：酸苦涌泄为阴。分涌膈实，必以酸为使[②]，是以赤小豆为臣。香豉味苦寒，苦以涌泄，寒以胜热，去上膈之热，必以苦寒为辅，是以香豉为使。酸苦相合，则胸中痰热涌吐而出矣。其于亡血虚家，所以不可与者，以瓜

---

① 酸温：原作"彼湿"，据《丛书集成》本改。
② 使：原作"伤"，据《丛书集成》本改。

蒂散为骏剂①，重亡津液之药。亡血虚家，补养则可，更亡津液，必不可全。用药，君子必详究焉。

瓜蒂君，一分，熬黄　赤小豆臣，一分

上二味，各别捣筛为散已，合治之，取一钱匕。以香豉一合，用热汤七合，煮作稀糜。去滓，取汁，和散，温顿服之。不吐者，少少加；得快吐乃止。诸亡血虚家，不可与瓜蒂散。

【点评】《素问·阴阳应象大论》"其高者，因而越之"，是谓吐法。成氏援引华佗及《千金方》关于吐法的经典语句，进一步强调吐法的功用与疗效价值。瓜蒂散由瓜蒂、赤小豆、香豉组成。方中瓜蒂味苦寒，为催吐之君药；赤小豆味酸为臣药，二者合用，有酸苦涌泄之功；香豉轻清宣泄为使，助其涌吐胸中实邪。共为涌吐之峻剂，适于胸膈痰实阻遏之实证。

本方涌吐之力峻猛，用之得当，则行速效捷，邪去正安，若用之太过，或不当，最易伤人正气。故成氏特别强调"瓜蒂散为骏剂，重亡津液之药"，用之宜慎，正所谓"用药，君子必详究焉"。

大陷胸汤方

结胸，由邪在胸中，处身之高分。邪结于是，宜若可汗。然所谓结者，若系结之结，不能分解者也。诸阳受气于胸中，邪气与阳气相结，不能分解。气不通，壅于心下，为硬为痛，是邪正因结于胸中，非虚烦膈实之所同，是须攻下之物可理。低者举之，高者陷之，以平为正。结胸为高邪，陷下以平之，故治结胸，曰陷胸汤。甘遂味苦

---

①　骏（jué 决）剂：即峻猛之剂，本意是骏马。此有峻猛、猛烈之意。

寒，苦性泄，寒胜热，虽曰泄热，而甘遂又若夫间之，遂直达之气，陷胸破结，非直达者不能透，是以甘遂为君。芒硝味咸寒。《内经》曰：咸味下泄为阴。又曰：咸以软之。气坚者，以咸软之；热胜者，以寒消之，是以芒硝为臣。大黄味苦寒，将军也，荡涤邪寇，除去不平，将军之功也。陷胸涤热，是以大黄为使。利药之中，此为快剂。伤寒错恶，结胸为甚，非此汤则不能通利之。剂大而数少，取其迅疾，分解结邪，此奇方之剂也。《黄帝针经》曰：结虽大，犹可解也。在伤寒之结，又不能久，非陷胸汤，孰可解之矣。

甘遂君，一钱匕　芒硝臣，一升　大黄使，六两，去皮

上三味，以水六升，先煮大黄，取二升，去滓，内芒硝，煮一两沸。内甘遂末，温服一升。得快利，止后服。

【点评】成氏指出陷胸汤方名之含义，即"结胸为高邪，陷下以平之，故治结胸曰陷胸汤"。运用《内经》"七方"之说和气味制方理论解释大陷胸汤之方义，有理有据，明晰通畅。大陷胸汤由大黄、芒硝、甘遂三味药组成。方中甘遂陷胸破结，峻逐水饮；大黄泻热荡实，芒硝软坚破结。本方泻下峻猛，故成氏赞誉"利药之中，此为快剂"，又谓"剂大而数少，取其迅速，分解结邪，此奇方之剂"。所以应中病即止，不可过服，免伤正气，所谓"得快利，止后服"。

半夏泻心汤方

凡陷胸汤，攻结也。泻心汤，攻痞也。气结而不散，壅而不通为结胸，陷胸汤，为直达之剂。塞而不通，否而不分为痞，泻心汤为分解之剂，所以谓之泻心者，谓泻心下之邪也。痞与结胸，有高下焉。结胸者，邪结在胸中，故治结胸曰陷胸汤；痞者，邪留在心下，故治

痞曰泻心汤。黄连味苦寒，黄芩味苦寒。《内经》曰：苦先入心，以苦泄之。泻心者，必以苦为主，是以黄连为君，黄芩为臣，以降阳而升阴也。半夏味辛温，干姜味辛热。《内经》曰：辛走气，辛以散之。散痞者，必以辛为助。故以半夏、干姜为佐，以分阴而行阳也。甘草味甘平，大枣味甘温，人参味甘温。阴阳不交曰痞，上下不通为满。欲通上下，交阴阳，必和其中。所谓中者，脾胃是也。脾不足者，以甘补之，故用人参、甘草、大枣为使，以补脾而和中。中气得和，上下得通，阴阳得位，水升火降，则痞消热已，而大汗解矣。

黄连君，一两　黄芩臣，三两　半夏佐，半升，洗　干姜佐，三两　人参使，三两　甘草使，三两，炙　大枣使，十二枚，擘

上七味，以水一斗，煮取六升，去滓，再煎，取三升。温服一升，日三服。

[点评] 指出痞与结胸的鉴别。对于痞证，成氏提出其含义是"塞而不通，否而不分为痞"，此是从病机特点言；"痞者，邪留在心下"，此是从病之部位言。成氏对痞证病机及半夏泻心汤方义的解读主要有两大特点：一是从阴阳升降角度去解读。他认为"阴阳不交曰痞，上下不通为满"。"痞"通"否"，在《周易》六十四卦之一，乾上坤下。否卦之义，天气不降，地气不升，天地不交，升降失调，痞塞不通。痞证乃中焦脾胃升降失常所致，所以，在治疗上，以苦寒之黄连、黄芩以降阳而升阴；以辛温辛热之半夏、干姜以散痞，分阴而行阳。二是从补中健脾，扶正以消痞来解读。认为"欲通上下，交阴阳，必和其中。所谓中者，脾胃是也。脾不足者，以甘补之"，故用人参、甘草、大枣以补脾而和中。在这里，补脾不但仅仅是扶助正气，而亦着眼于邪气，意在消痞。所以，成氏指出"中气得和，上下得通，阴阳得位，水升火降，则痞消热已。"其论述十分精辟。

成氏从阴阳升降理论认识痞证的病机和解读半夏泻心汤方义

对后世注家颇有影响。如尤怡在《金匮要略心典》中论述半夏泻心汤时说："中气既痞，升降失常，于是独阳上逆而呕，独阴下走而肠鸣，是虽三焦俱病，而中气为上下之枢，故不必治其上下，而但治其中。黄连、黄芩苦以降阳，半夏、甘姜辛以升阴，阴升阳降，痞将自解；人参、甘、枣则补养中气，以为交阴阳，通上下之用也。"章虚谷在《伤寒论本旨》（卷九）中云："故用芩、连之苦寒，干姜之辛热，借半夏之滑利，以交通阴阳也。方名泻心者，使离火下交坎水，则否成泰也。"当代伤寒学家刘渡舟在《伤寒论诠解》中对"心下痞"的解释亦耐人寻味，说：痞之病位，又为何恰在心下？从体表部位看，胸为阳，腹为阴，"心下"，位于胸腹之夹界，此亦为阴阳部位上下交通之处。从内在脏腑看，脾胃皆居心下，脾脏属阴，胃腑属阳，脾胃升降失常，气机痞塞，阴阳不和，寒热错杂，故其病变亦多在心下部位。

关于半夏泻心汤中的君药，目前主要有两种认识。成氏以《内经》"苦先入心，以苦泄之"的理论为依据，认为"泻心者，必以苦为主，故以黄连为君。许宏在《金镜内台方议》中遵成氏之论，亦谓半夏泻心汤"以黄连为君，苦以泄之"。后世亦有不少医家认为君药当为半夏。《金匮要略·呕吐哕下利病脉证治》谓："呕而肠鸣，心下痞者，半夏泻心汤主之。"基于此，柯琴在《伤寒来苏集·伤寒附翼》（卷上）谓："此痞本于呕，故君以半夏。"熊曼琪主编的《中医药学高级丛书·伤寒论（第2版）》指出："证以呕吐为主，故方以半夏为君，并以之为名，其性辛滑走散，和胃而降逆气，止烦呕。"

茵陈蒿汤方

王冰曰：小热之气，凉以和之；大热之气，寒以取之。发黄者，热之极也，非大寒之剂则不能彻其热。茵陈蒿味苦寒，酸苦涌泄为阴，酸以涌之，苦以泄之，泄甚热者，必以苦为主，故以茵陈蒿为君。心法南方火而主热，栀子味苦寒，苦入心，而寒胜热，大热之气，必以苦寒之物胜之，故以栀子为臣。大黄味苦寒，宜补必以酸，宜下必以苦，推除邪热，必假将军攻之，故以大黄为使。苦寒相近，虽甚热大毒必祛除，分泄前后，复得利而解矣。

茵陈蒿 君，六两　　栀子 臣，十四枚，擘　　大黄 使，二两，去皮

上三味，以水一斗二升，先煮茵陈蒿，减六升，内二味，煮取三升，去滓，分三服。小便当利，尿如皂荚汁状，色正赤，一宿腹减，则黄从小便去也。

【点评】茵陈蒿汤为治疗湿热黄疸的主方。《伤寒论》第260条"伤寒七八日，身黄如橘子色，小便不利，腹微满者，茵陈蒿汤主之。"成氏在《注解伤寒论》释曰："当热甚之时，身黄如橘子色，是热毒发泄于外。《内经》曰：膀胱者，津液藏焉，气化则能出。小便不利，小腹满者，热气甚于外而津液不得下行也，与茵陈蒿汤，利小便，退黄逐热。"结合本节所论，可以看出：成氏一是从"热毒观"阐述湿热发黄，认为发黄是"热毒发泄于外"，治用茵陈蒿汤，"虽甚热大毒必祛除"。二是认为茵陈蒿汤的功用是清热解毒，分泄前后以退黄。方中茵陈蒿苦泄下降，清利湿热，为治黄疸的主药，栀子清利，从前阴通利湿热，大黄则通导腑气，从后阴清泄毒热。诸药合用，药简效宏。

白虎汤方

　　白虎，西方金神也，应秋而归肺。热甚于内者，以寒下之；热甚于外者，以凉解之。其有中外俱热，内不得泄，外不得发者，非此汤则不能解之也。夏热秋凉，暑暍之气，得秋而止。秋之令①曰处暑，是汤以白虎名之，谓能止热也。知母味苦寒。《内经》曰：热淫所胜，佐以苦甘。又曰：热淫于内，以苦发之。欲彻表热，必以苦为主，故以知母为君。石膏味甘微寒，热则伤气，寒以胜之，甘以缓之。热胜其气，必以甘寒为助，是以石膏甘寒为臣。甘草味甘平，粳米味甘平。脾欲缓，急食甘以缓之。热气内余，消燥津液，则脾气燥，必以甘平之物缓其中，故以甘草、粳米为之使。是太阳中暍，得此汤则顿除之，即热见白虎而尽矣。立秋后不可服，以秋则阴气半矣。白虎为大寒剂，秋王之时，若不能食，服之而为哕逆、不能食，成虚羸者多矣。

　　知母君，六两　　石膏臣，一斤，碎　　甘草使，二两，炙　　粳米使，六合

　　上四味，以水一斗，煮米熟汤成，去滓，温服一升，日三服。

　　【点评】成氏阐述白虎汤方名，是以白虎属西方，主秋令应暑而得名。柯琴在《伤寒来苏集·伤寒论注·白虎汤证》亦谓："白虎主西方金也。用以名汤者，秋金得令，而暑清阳解，此四时之序也。"

　　成氏认为"有中外俱热，内不得泄，外不得发者，非此汤则不能解之"，白虎汤为清解表里俱热之剂，方由知母、石膏、甘草、粳米组成。对于本方之君药，成氏认为欲彻表热，必以苦为主，故以知母为君，甘寒之石膏为臣，甘草、粳米为使。但后世

---

　　①　令：原作"今"，据文义改。

另有注家认为本方应以石膏为君，如张锡纯在《医学衷中参西录·医论·阳明病白虎汤证》谓："方中重用石膏为主药，取其辛凉之性，质重气轻，不但长于清热，且善排挤内蕴之热息息自毛孔达出也。用知母者，取其凉润滋阴之性，既可佐石膏以退热，更可防阳明热久者之耗真阴也。用甘草者，取其甘缓之性，能逗留石膏之寒凉不至下趋也。用粳米者，取其汁浆浓郁能调石膏金石之药使之与胃相宜也。药至四味，而若此相助为理，俾猛悍之剂归于和平，任人放胆用之，以挽回人命于垂危之际，真无尚之良方也。"张锡纯以善用石膏著称，对本方颇具心得，多有可取之处。

五苓散方

苓，令也，号令之令矣。通行津液，克伐肾邪，专为号令者，苓之功也。五苓之中，茯苓为主，故曰五苓散。茯苓味甘平，猪苓味甘平，甘虽甘也，终归甘淡。《内经》曰：淡味渗泄为阳。利大便曰攻下，利小便曰渗泄。水饮内蓄，须当渗泄之，必以甘淡为主，是以茯苓为君，猪苓为臣。白术味甘温。脾恶湿，水饮内蓄，则脾气不治，益脾胜湿，必以甘为助，故以白术为佐。泽泻味咸寒。《内经》曰：咸味下泄为阴。泄饮导溺，必以咸为助，故以泽泻为使。桂味辛热。肾恶燥，水蓄不行，则肾气燥。《内经》曰：肾恶燥，急食辛以润之。散湿润燥，可以桂枝为使。多饮暖水，令汗出愈者，以辛散水气外泄，是以汗润而解也。

茯苓君，十八铢　猪苓臣，十八铢，去皮　白术佐，十八铢　泽泻使，一两六铢　桂枝使，半两，去皮

上五味，捣为散，以白饮和服方寸匕，日三服。多饮暖水，汗出

愈。如法将息。

【点评】阐述五苓散方名，是以主药功用来释名。所言"通行津液，克伐肾邪，专为号令者，苓之功也"，指出了五苓散的主要功用。五苓散由茯苓、猪苓、泽泻、白术、桂枝五味药组成，方以茯苓淡渗利水为君；猪苓为臣；白术健脾胜湿为佐；泽泻泄饮导逆，桂枝化气行水，共为使药。

方后云"以白饮和服"并"多饮暖水"，可助药力以行津液而散表邪。如成氏所指出"多饮暖水，令汗出愈者，以辛散水气外泄，是以汗润而解也"。

理中丸方

心肺在膈上为阳，肾肝在膈下为阴，此上下脏也。脾胃应土，处在中州，在五脏曰孤脏，属三焦曰中焦，自三焦独治在中。一有不调，此丸专治，故名曰理中丸。人参味甘温。《内经》曰：脾欲缓，急食甘以缓之。缓中益脾，必以甘为主，是以人参为君。白术味甘温。《内经》曰：脾恶湿①，甘胜湿。温中胜湿，必以甘为助，是以白术为臣。甘草味甘平。《内经》曰：五味所入，甘先入脾。脾不足者，以甘补之。补中助脾，必先甘剂，是以甘草为佐。干姜味辛热。喜温而恶寒者，胃也。胃寒，则中焦不治。《内经》曰：寒湿②所胜，平以辛热。散寒温胃，必先辛剂，是以干姜为使。脾胃居中，病则邪气上下左右，无所不至，故又有诸加减焉。若脐下筑者，肾气动也，去白术加桂。气壅而不泄，则筑然动。白术味甘补气，去白术则气易散。

---

① 湿：原作"温"，据文义改。
② 湿：《丛书集成》本作"淫"。

桂辛热，肾气动者，欲作奔豚也，必服辛味以散之，故加桂以散肾气。经曰：以辛入肾，能泄奔豚气故也。吐多者，去白术加生姜。气上逆者，则吐多，术甘而壅，非气逆者之所宜也。《千金方》曰：呕家多服生姜，此是呕家圣药。生姜辛散，是于吐多者加之；下多者，还用术。气泄而不收，则下多。术甘壅补，使正气收而不泄也。或曰，湿胜则濡泄，术专除湿，是于下多者加之。悸者，加茯苓，饮聚则悸，茯苓味甘，渗泄伏水，是所宜也。渴①欲得水者，加术。津液不足则渴，术甘以补津液。腹中痛者，加人参。虚则痛，《本草》曰：补可去弱，即人参、羊肉之属是也。寒多者，加干姜，辛能散也。腹满者去白术，加附子。《内经》曰：甘者令人中满。术甘壅补，于腹满家则去之。附子味辛热，寒气壅郁，腹为之满，以热胜寒，以辛散满，故加附子。《内经》曰：热者寒之，寒者热之，此之谓也。

人参君　白术臣　甘草佐，炙　干姜使，各三两

上四味，捣筛蜜丸，如鸡子黄许大。以沸汤数合，和一丸，研碎，温服之。日三四，夜二服。

【点评】《伤寒论》第159条谓："理中者，理中焦"，故成氏在本节以理中丸所主部位释方名义，是知理中丸为治疗中焦脾胃虚寒之主方。方以人参缓中益脾，白术温中胜湿，干姜散寒温胃，甘草补中助脾。成氏运用《内经》气味制方理论训释理中丸方后八种加减法之意，多切中要旨。惟对"渴欲得水者，加术，足前成四两半"释为"津液不足则渴，术甘以补津液"，则显然欠妥。《伤寒论》第386条谓："寒多不用水者，理中丸主之。""寒多"，即以寒湿之邪为主，"不用水"，即口不渴，足见"寒多不用水"是理中丸之本证，而其兼证"渴欲得水者"，是由于脾失健运，水湿停留，不能散精所致，非"津液不足"所形成，所以加术是为了增强健脾运湿、输布津液的功能。诚如邹澍在《本经疏

---

① 渴：原作"湿"，据文义改。

证》所释：白术"辛能升散，用术加术之意，总在使脾气散精，上归于肺，通调水道，下输膀胱而已。"此亦《内经》"辛以润之"之理。临床见苔白而渴者，多为痰阻饮遏使然，故白术、半夏等辛燥之品，当为首选。

四逆汤方

四逆者，四肢逆而不温也。四肢者，诸阳之本。阳气不足，阴寒加之，阳气不相顺接，是致手足不温，而成四逆也。此汤申发阳气，却散阴寒，温经暖肌，是以四逆名之。甘草味甘平。《内经》曰：寒淫于内，治以甘热。却阴扶阳，必以甘为主，是以甘草为君。干姜味辛热。《内经》曰：寒淫所胜，平以辛热。逐寒正气，必先辛热，是以干姜为臣。附子味辛大热。《内经》曰：辛以润之。开发腠理，致津液通气也，暖肌温经，必凭大热，是以附子为使。此奇制之大剂也。四逆属少阴，少阴者，肾也，肾肝位远，非大剂则不能达。《内经》曰：远而奇偶，制大其服，此之谓也。

甘草君，二两　　干姜臣，一两半　　附子使，一枚，生用，去皮，八片

上三味，以水三升，煮取一升二合，去滓，分温再服。强人可大附子一枚，干姜三两。

【点评】指出四逆汤的功用在于"申发阳气，却散阴寒，温经暖肌"。遵《内经》之旨，以性味释方义，于理解本方功效配伍，不无裨益。然提出甘草为君、附子为使，似有本末倒置之嫌。四逆汤重在温少阴以回阳救逆，是以附子为主，且附子生用，又伍以干姜温中散寒，"二味合用，乃能彻上彻下，开辟群阴，而挽垂绝之阳"（《伤寒寻源·下集》）。甘草甘温，既能健运中阳之气，又能助姜附以回阳，尚可缓附子的毒性。

真武汤方

真武，北方水神也，而属肾，用以治水焉。水气在心下，外带表而属阳，必应发散，故治以真武汤①。青龙汤主太阳病，真武汤主少阴病。少阴肾，水也，此汤可以和之，真武之名得矣。茯苓味甘平，白术味甘温。脾恶湿，腹有水气，则脾不治。脾欲缓，急食甘以缓之，渗水缓脾，必以甘为主，故以茯苓为君，白术为臣。芍药味酸微寒，生姜味辛温。《内经》曰：湿淫所胜，佐以酸辛。除湿正气，是用芍药、生姜酸辛为佐也。附子味辛热。《内经》曰：寒淫所胜，平以辛热。温经散湿，是以附子为使也。水气内渍，至于散则所行不一，故有加减之方焉。若咳者加五味子、细辛、干姜。咳者，水寒射肺也。肺气逆者，以酸收之，五味子酸而收也。肺恶寒，以辛润之，细辛、干姜辛而润也。若小便利者，去茯苓，茯苓专渗泄者也。若下利者，去芍药，加干姜。酸之性泄，去芍药以酸泄也；辛之性散，加干姜以散寒也。呕者，去附子，加生姜。气上逆则呕，附子补气，生姜散气，两不相损，气则顺矣。增损之功，非大智，孰能贯之。

茯苓君，三两　白术臣，二两　芍药佐，三两　生姜佐，三两，切　附子使，一枚，炮，去皮脐，作八片

上五味，以水八升，煮取三升，去滓，温服七合，日三服。

【点评】阐释真武汤方名之含义。真武，本名玄武，为北方司水之神。本方的命名，是借用其名，"用以治水焉"。真武汤由茯苓、白术、芍药、生姜、附子五味药组成，成氏以《内经》气味制方理论释方义，于理解本方功效配伍及其加减用药，不无裨益。然方中何谓君药，历代诸家有分歧。成氏认为"腹有水气，

---

① 真武汤：疑当作"青龙汤"。

则脾不治"，"渗水缓脾"应以茯苓为君，白术为臣。汪苓友在《伤寒论辨证广注·中寒脉证》则谓："真武汤，专治少阴里寒停水，君主之药当是附子一味，为其能走肾温经而散寒也。"可见，汪氏之论与本方配伍之旨更为相合。

成氏将真武汤与小青龙汤相互对甄别具深意。因为在《伤寒论》中明确指出"有水气"的条文，一是第316条："少阴病，二三日不已，至四五日，腹痛，小便不利，四肢沉重疼痛，自下利者，此为有水气。其人或咳，或小便利，或下利，或呕者，真武汤主之。"二是第40条："伤寒表不解，心下有水气，干呕，发热而咳，或渴，或利，或噎，或小便不利，少腹满，或喘者，小青龙汤主之。"二者相同点的是，均为水气为病，都有或然证，反映了水气为病流动不居的特点。正如成氏所指出："水气内渍，至于散则所行不一，故有加减之方焉。"所不同的是，"青龙汤主太阳病"，治水气在肺；"真武汤主少阴病"，治水气在肾。《医宗金鉴·订正仲景全书·伤寒论注》亦举小青龙汤与真武汤相比较，所谓："小青龙汤治表不解有水气，中外皆寒湿之病也；真武汤治表已解有水气，中外皆虚寒之病也。"从虚实立论加以区别，亦值得借鉴。

真武汤为温肾化气行水之方，方中为什么用芍药，值得讨论。张路玉在《伤寒缵论·少阴上篇》曾说："真武汤方本治少阴病水饮内结，所以首推术、附，兼茯苓、生姜，运脾渗湿为要务，此人易明也。至用芍药之微旨，非圣人不能。"

成氏从《内经》气味制方立论，指出："《内经》曰：湿淫所胜，佐以酸辛。除湿正气，是用芍药、生姜，酸辛为佐也。"显然令人难以理解。王晋三在《绛雪园古方选注·温剂》释真武汤中，"生姜辛以胜白芍之酸，则酸从辛化，便能入膀胱以摄阳。"更是误入歧途。后世注家对芍药则有利小便、护阴和营、活血通脉等释义，如《医宗金鉴·订正仲景全书·伤寒论注》谓"尤妙在芍药之酸敛，加于制水、主水药中，一以泻水，使子盗母虚，得免妄行之患，一以敛阳，使阳归根于阴，更无飞跃之虞。"刘渡舟在《伤寒论讲解·辨少阴病脉证并治第十一》称："芍药活血脉，利小便，并制姜、附之辛燥，使本方温经散寒而不伤阴。"以上诸说可参。

建中汤方

《内经》曰：肝生于左，肺藏于右，心位在上，肾处在下，左右上下，四脏居焉。脾者，土也，应中央，处四脏之中，为中州，治中焦，生育荣卫，通行津液。一有不调，则荣卫失所育，津液失所行，必以此汤温建中脏，是以建中名焉。胶饴味甘温，甘草味甘平。脾欲缓，急食甘以缓之。健脾者，必以甘为主，故以胶饴为君，甘草为臣。桂辛热，辛，散也，润也，荣卫不足，润而散之。芍药味酸微寒，酸，收也，泄也，津液不逮，收而行之。是以桂、芍药为佐。生姜味辛温，大枣味甘温。胃者，卫之源；脾者，荣之本。《黄帝针经》曰：荣出中焦，卫出上焦是矣。卫为阳，不足者益之必以辛；荣为阴，不足者补之必以甘。辛甘相合，脾胃健而荣卫通，是以姜枣为使。或谓桂枝汤解表，而芍药数少；建中汤温里，而芍药数多。殊不知二者远近之制，皮肤之邪为近，则制小其服也，桂枝汤芍药佐桂枝同用散，非与建中同体尔；心腹之邪为远，则制大其服也，建中汤芍药佐胶饴以健脾，非与桂枝同用尔。《内经》曰：近而奇偶，制小其服；远而奇偶，制大其服，此之谓也。

胶饴君，一升　甘草臣，一两，炙　桂枝佐，三两，去皮　芍药佐，六两　大枣使，十二枚，擘　生姜使，三两，切

上六味，以水七升，煮取三升，去滓，内胶饴，更上微火消解。

温服一升，日三服。呕家不用建中汤，以甜故也。

【点评】建中汤方，是指小建中汤方。"建中"之法，始于《黄帝内经》，创立于张仲景。以大、小、黄芪建中汤三方为代表，均以甘温立法，其中，小建中汤为建中之祖方。"建中"者，中为中焦脾胃，盖人以胃气为本，五脏六腑皆禀气于胃，"脾脉者土也，孤脏以灌四傍者也。"（《素问·玉机真脏论》）成氏阐释建中方名义，谓："脾者，土也，应中央，处四脏之中，为中州，治中焦，生育荣卫，通行津液。一有不调，则荣卫失所育，津液失所行，必以此汤温建中脏，是以建中名焉。"可谓深得经旨。以药物性味理论，结合经义，分析本方的组方大旨，比较全面。其中，对桂枝汤、小建中汤两方加以比较，指出"桂枝汤芍药佐桂枝以发散……建中汤芍药佐胶饴以健脾"，说理也通，但用"七方之制"理论所释云云，又不免有生搬硬套之嫌。

脾约丸方

约者，结约之约，又约束之约也。《内经》曰：饮入于胃，游溢精气，上输于脾，脾气散精，上归于肺，通调水道，下输膀胱，水精四布，五经并行。是脾主为胃行其津液者也。今胃强脾弱，约束津液，不得四布，但输膀胱，致小便数而大便硬，故曰其脾为约。麻仁味甘平，杏仁味甘温。《内经》曰：脾欲缓，急食甘以缓之。麻仁、杏仁，润物也。《本草》曰：润可去枯。脾胃干燥，必以甘润之物为之主，是以麻仁为君，杏仁为臣。枳实味苦寒，厚朴味苦温。润燥者必以甘，甘以润之；破结者必以苦，苦以泄之。枳实、厚朴为佐，以散脾之结约。芍药味酸微寒，大黄味苦寒，酸苦涌泄为阴。芍药、大黄为使，以下脾之结燥。肠润结化，津液还入胃中，则大便利①，小便少而愈矣。

麻子仁君，二两　杏仁臣，一升，去皮尖，熬，别作脂　枳实佐，半斤，炙　厚朴佐，一尺，炙，去皮　芍药使，半斤　大黄使，一斤，去皮

上六味，蜜和丸，梧桐子大，饮服十丸，日三服。渐加，以知为度。

【点评】脾约丸，即麻子仁丸。《伤寒论》第247条谓："趺阳脉浮而涩，浮则胃气强，涩则小便数，浮涩相搏，大便则硬，其脾为约，麻子仁丸主之。"

第179条有"太阳阳明者，脾约是也。"可见，"脾约"是病症名。在此，成氏释脾约之"约"，为"约束之约"，由于"胃强脾弱，约束津液，不得四布，但输膀胱，致小便数而大便硬，其脾为约。"其说理通畅，多为后世所沿用。

脾约的主证是大便硬，其病机是脾阴亏损，肠胃干燥，里热未清。麻子仁丸方中麻仁、杏仁、芍药，滋阴润脾以治脾约；枳实、厚朴、大黄，泻热通便以治胃强；蜜制为丸，缓图以治，为滋阴润燥通便之名方。

抵当汤方

人之所有者，气与血也。气为阳气，滞而不行者，则易散，以阳病易治故也。血为②阴血，蓄而不行者，则难散，以阴病难治故也。血蓄于下，非大毒驶剂，则不能抵当其甚邪，故治蓄血曰抵当汤。水

---

① 利：原作"柯"，据清刻本改。
② 为：原作"与"，据《丛书集成》本改。

蛭味咸苦微寒。《内经》曰：咸胜血，血蓄于下，胜血者，必以咸为主，故以水蛭为君。虻虫味苦微寒。苦走血，血结不行，破血者，必以苦为助，是以虻虫为臣。桃仁味苦甘平。肝者血之源，血聚则肝气燥。肝苦急，急食甘以缓之。散血缓急，是以桃仁为佐。大黄味苦寒。湿气在下，以苦泄之。血亦湿类也，荡血逐热，是以大黄为使。四物相合，而方剂成。病与药对，药与病宜，虽苛毒重疾，必获全济之功矣。

水蛭君，三十个，熬　虻虫臣，三十个，去翅足，熬　桃仁佐，三十个，去皮，熬　大黄使，三两，去皮，酒洗

上四味，剉如麻豆大，以水五升，煮取三升，去滓，温服一升，未利再服。

【点评】指出抵当汤为蓄血重症而设。抵当汤由水蛭、虻虫、桃仁、大黄组成。方以水蛭、虻虫破血逐瘀，攻坚破结；以大黄泻热导瘀，桃仁散血祛瘀。诸药合用，峻散峻行，以下结势。故成氏赞曰："病与药对，药与病宜，虽苛毒重疾，必获济全功矣。"